临床心血管内科疾病诊疗学

杨　柳　何显森　谢登海
刘　喆　郭志强　唐金华　主编

U0253499

上海科学技术文献出版社
Shanghai Scientific and Technological Literature Press

图书在版编目(CIP)数据

临床心血管内科疾病诊疗学 / 杨柳等主编. — 上海:
上海科学技术文献出版社, 2023
ISBN 978-7-5439-8796-8

Ⅰ. ①临… Ⅱ. ①杨… Ⅲ. ①心脏血管疾病—诊疗
Ⅳ. ①R54

中国国家版本馆 CIP 数据核字(2023)第 039395 号

责任编辑:付婷婷
封面设计:崔爱红

临床心血管内科疾病诊疗学

LINCHUANG XINXUEGUAN NEIKE JIBING ZHENLIAOXUE

杨　柳　何显森　谢登海　刘　喆　郭志强　唐金华　主编
出版发行:上海科学技术文献出版社
地　　　址:上海市长乐路 746 号
邮政编码:200040
印　　　刷:河北环京美印刷有限公司
开　　　本:787mm×1092mm　1/16
印　　　张:7.25
字　　　数:178 000
版　　　次:2023 年 3 月第 1 版　2023 年 3 月第 1 次印刷
书　　　号:ISBN 978-7-5439-8796-8
定　　　价:98.00 元

http://www.sstlp.com

《临床心血管内科疾病诊疗学》
编委会

前　言

　　随着社会、环境等因素的不断变化,我国心血管疾病的疾病谱、发病率、预后及转归发生了很大的改变,发病年龄也有所提前。发病率不断上升这种趋势主要与人们生活水平提高、生活习惯改变、人口老龄化及环境变化导致心血管疾病危险因素持续增长有关,其防治负担日益加重,已成为当今社会人群健康所面临的重要公共卫生问题,加强心血管疾病的防治刻不容缓。为了提高患者的生存质量、改善预后、消除或缓解症状、降低并发症、提高生存率、加强临床医师对心血管内科疾病的有效诊治,特编写了本书。

　　随着心血管疾病的发病率不断增长,疾病的诊断、治疗也空前活跃,新的诊疗理论和方法应运而生。本书涉及心血管系统基础理论与临床常见病的诊治,简要说明了心血管系统的解剖特征、心电图检查、心血管系统疾病常用治疗药物等,重点介绍了高血压、心肌病、心律失常等心血管内科常见病的诊治及介入治疗等内容,针对书中涉及的临床疾病均给予了详细叙述,包括病因、病理、临床表现、辅助检查、诊断、鉴别诊断、内科治疗及预防等。本书内容注重临床实践,力求简明扼要,解决实际问题,反映当前心血管内科领域的实用技术,希望本书的出版,可以更好地提升广大医务工作者的业务素养和培养临床思维,对医师的实际工作有所帮助。

　　随着医疗技术的发展,心血管内科疾病的诊断与治疗技术日新月异,加之作者水平和经验有限,书中如有疏漏或不足之处,恳请广大读者及医务工作者批评指正,以期再版时予以改进、提高,使之逐步完善。

编　者

2022 年 9 月

目 录

第一章　心血管系统的结构

脉管系统（angiological system）是一套连续的封闭管道系统，分布于人体各部，包括心血管系统（cardiovascular system）和淋巴系统（lymphatic system）。心血管系统由心、动脉、毛细血管和静脉组成，其内的血液循环流动。淋巴系统包括淋巴管道、淋巴器官和淋巴组织。淋巴管道收集和运输淋巴液，并将其注入静脉，故可将淋巴管道视为静脉的辅助管道；淋巴器官和淋巴组织具有产生淋巴细胞和抗体，参与免疫等功能。

心血管系统的主要功能是物质运输，将由消化系统吸收的营养物质和肺摄入的氧运送到全身各系统器官的组织和细胞，同时将组织和细胞产生的溶于水的代谢产物及二氧化碳运送到肾、皮肤、肺，排出体外，以保证机体新陈代谢的不断正常进行，并将内分泌系统（包括内分泌器官、分散在体内各部的内分泌组织等）所分泌的激素与生物活性物质输送至相应的靶器官，以实现机体的体液调节。此外，心血管系统还具有内分泌功能，如心肌细胞可产生和分泌心房钠尿肽、肾素和血管紧张素、B 型钠尿肽和抗心律失常肽等；血管平滑肌能合成与分泌肾素、血管紧张素；血管内皮细胞可合成与分泌内皮素、内皮细胞生长因子等。这些激素和生物活性物质参与机体多种功能的调节。

第一节　心血管系统组成

一、心血管系统的组成

心血管系统由心、动脉、静脉和连于动、静脉之间的毛细血管组成。

1.心

心（heart）主要由心肌组成，是连接动、静脉的枢纽及心血管系统的"动力泵"。心腔被房间隔和室间隔分为互不相通的左、右两半，每半又经房室口分为心房和心室，故心有 4 个腔室：左心房、左心室，右心房、右心室。同侧的心房和心室之间借房室口相通。心房接受静脉，以引流血液回心；心室发出动脉，以输送血液出心。左、右房室口和动脉口处均有瓣膜，它们颇似泵的阀门，可顺血流而开放，逆血流而关闭，以保证血液定向流动。

2.动脉

动脉（artery）是运送血液离心的血管。动脉由心室发出，在行程中不断分支，越分越细，最后移行为毛细血管。动脉内血液压力高，流速较快，因而动脉管壁较厚，富有弹性和收缩性等特点,在活体的某些部位还可扪到动脉随心跳而搏动。

3.静脉

静脉(vein)是引导血液回心的血管。小静脉由毛细血管静脉端汇合而成,在向心回流过程中不断接受属支,最后注入心房。与相应动脉比,静脉管壁薄,管腔大,弹性小,容血量较大。

4.毛细血管

毛细血管(capillary)是连接动、静脉的管道,彼此吻合成网。除软骨、角膜、晶状体、毛发、牙釉质和被覆上皮外,遍布全身各处。血液由其动脉端经毛细血管网流至静脉端。毛细血管数量多,管壁薄,通透性大,管内血流缓慢,是血液与组织液进行物质交换的场所。

二、血管壁的一般构造

血管的各级管道,其基本组织成分为内皮、肌组织、结缔组织,并具有共同的排列模式,即组织呈层状同心圆排列。

(一)动、静脉管壁的组织学结构

由于各段血管的功能不同,其管壁的微细结构也有所差异。除毛细血管外,动脉、静脉管壁有着共同的结构特点,从管腔面向外依次分为内膜、中膜和外膜。

1.内膜

内膜为血管壁的最内层,是最薄的一层,由内皮、内皮下层和内弹性膜组成。

(1)内皮:内皮是衬贴于血管腔面的一层单层扁平上皮。内皮细胞很薄,含核的部分略厚,细胞基底面附着在基膜上。内皮细胞长轴与血流方向一致,表面光滑,利于血液的流动。电镜观察内皮细胞具有下列结构特征。

胞质突起:为内皮细胞游离面胞质向管腔伸出的突起,大小不等,形态多样,呈微绒毛状、片状、瓣状、细指状或圆柱状等,它们扩大了细胞的表面积,有助于内皮细胞的吸收作用及物质转运作用。此外,突起还能对血液的流体力学产生影响。

质膜小泡:质膜小泡(plasmalemmal vesicle)又称吞饮小泡(pinocytotic vesicle),是由细胞游离面或基底面的细胞膜内凹,然后与细胞膜脱离形成。质膜小泡可以互相连通,形成穿过内皮的暂时性孔道,称为穿内皮性管(transendothelial channel)。质膜小泡以胞吐的方式,完成血管内、外物质运输的作用;质膜小泡还可能作为膜储备,备用于血管的扩张或延长、窗孔、穿内皮性管、内皮细胞微绒毛的形成等。

Weibel-Palad 小体(W-P 小体):又称细管小体(tubular body),是内皮细胞特有的细胞器,呈杆状,外包单位膜,长约 3 μm,直径 0.1～0.3 μm,内有许多直径约为 15 nm 的平行细管。其功能可能是参与凝血因子Ⅷ相关抗原的合成和储存。

其他:相邻内皮细胞间有紧密连接和缝隙连接(gap junction),胞质内有发达的高尔基复合体、粗面内质网、滑面内质网等细胞器。还可见微丝,其收缩可改变间隙的宽度和细胞连接紧密程度,影响和调节血管的通透性。

内皮细胞有复杂的酶系统,能合成与分泌多种生物活性物质,如血管紧张素Ⅰ转换酶、血管内皮生长因子(vascular endothelial growth factor,VEGF)、前列环素(prostacyclin,PGI$_2$)、内皮素(endothelin,ET)等。在维持正常的心血管功能方面起重要作用。

（2）内皮下层：内皮下层（subendothelial layer）是位于内皮和内弹性膜之间的薄层结缔组织，含有少量的胶原纤维和弹性纤维，有时有少许纵行平滑肌。

（3）内弹性膜：内弹性膜（internal elastic membrane）由弹性蛋白组成，膜上有许多小孔。在血管横切面上，由于血管壁收缩，内弹性膜常呈波浪状。通常以内弹性膜作为动脉内膜与中膜的分界。

2.中膜

中膜（tunica media）位于内膜和外膜之间，其厚度及组成成分因血管种类不同而有很大差别。大动脉中膜以弹性膜为主，其间有少许平滑肌；中、小动脉以及静脉的中膜主要由平滑肌组成，肌间有弹性纤维和胶原纤维。

血管平滑肌细而有分支，肌纤维间有中间连接和缝隙连接。平滑肌细胞可与内皮细胞形成肌内皮连接（myoendothelial junction），平滑肌通过该连接，与血液或内皮细胞进行化学信息交流。血管平滑肌可产生胶原纤维、弹性纤维和无定形基质。胶原纤维起维持张力的作用，具有支持功能；弹性纤维具有使扩张的血管回缩的作用；基质中含蛋白多糖，其成分和含水量因血管种类不同而略有不同。

3.外膜

外膜（tunica adventitia）由疏松结缔组织组成，结缔组织细胞以成纤维细胞为主，当血管损伤时，成纤维细胞具有修复外膜的能力。纤维主要为螺旋状或纵向走行的胶原纤维和弹性纤维，并有小血管和神经分布。有的动脉在中膜和外膜交界处还有外弹性膜（external elastic membrane），也由弹性蛋白组成，但较内弹性膜薄。

（二）血管壁的营养血管和神经

管径 1 mm 以上的动脉和静脉管壁中，都有小血管分布，称为营养血管（vasa vasorum）。其进入外膜后分支形成毛细血管，分布到外膜和中膜。内膜一般无血管，营养由管腔内的血液直接渗透供给。

血管壁上有神经分布，主要分布于中膜与外膜的交界部位。一般而言，动脉神经分布密度较静脉高，以中、小动脉最为丰富。它们能够调节血管的收缩和舒张。毛细血管是否存在神经分布尚有争议。

三、血液循环

在神经体液调节下，血液在心血管系统中循环不息。

体循环（systemic circulation），又称大循环（greater circulation）。血液由左心室搏出，经主动脉及其分支到达全身毛细血管，血液通过毛细血管壁与周围的组织、细胞进行物质和气体交换，再通过各级静脉回流，最后经上、下腔静脉及心冠状窦回至右心房。体循环的路径：左心室→主动脉→各级动脉→毛细血管→各级静脉→上、下腔静脉→右心房。

肺循环（pulmonary circulation），又称小循环（lesser circulation）。血液由右心室搏出，经肺动脉干及其各级分支到达肺泡毛细血管进行气体交换，再经肺静脉回至左心房。肺循环路径：右心室→肺动脉干→各级肺动脉→肺内毛细血管→各级肺静脉→肺静脉→左心房。

体循环和肺循环同时进行，体循环的路程长，流经范围广，以动脉血滋养全身各部器官，并将全身各部的代谢产物和二氧化碳运回心。肺循环路程较短,只通过肺,主要使静脉血转变成含氧饱和的动脉血。

两个循环途径通过左、右房室口互相衔接。因此两个循环虽路径不同,功能各异,但都是人体整个血液循环的一个组成部分。血液循环路径中任何一部分发生病变,如心瓣膜病、房室间隔缺损、肺疾病等都会影响血液循环的正常进行。

第二节 血管吻合及侧支循环

一、血管吻合

人体的血管除经动脉→毛细血管→静脉相通连外,在动脉与动脉、静脉与静脉,甚至动脉与静脉之间,也可凭借血管支(吻合管或交通支)彼此连接,形成血管吻合。

(一)动脉-动脉吻合

在许多部位或器官的两动脉干之间借交通支相连所形成的吻合(如脑底动脉之间)。此类吻合多在经常活动或易受压部位,其邻近的多条动脉分支互相吻合成动脉网(如关节网),在经常改变形态的器官,两动脉末端或其分支可直接吻合形成动脉弓(如掌浅弓、掌深弓等)。这些吻合都有缩短循环时间和调节血流量的作用。

(二)静脉-静脉吻合

静脉与静脉之间的吻合数量更大,形式更多。除具有和动脉相似的吻合形式外,在某些部位,特别是容积变动大的器官的周围或器官壁内常形成静脉丛,以保证在器官扩大或腔壁受到挤压时局部血流依然畅通。

(三)动脉-静脉吻合

在体内的许多部位,如指尖、趾端、唇、鼻、外耳皮肤、生殖器勃起组织等处,小动脉和小静脉之间可借吻合支直接相连,形成小动静脉吻合。这种吻合具有缩短循环途径,调节局部血流量和体温的作用。

二、侧支循环

较大的动脉主干在行程中常发出侧支(collateral vessel),也称侧副管,它与主干血管平行,可与同一主干远侧所发的返支或另一主干的侧支相连而形成侧支吻合。正常状态下,侧支管径比较细小,但当主干阻塞时,侧支血管逐渐增粗,血流可经扩大的侧支吻合到达阻塞以下的血管主干,使血管受阻区的血液循环得到不同程度的代偿性恢复。这种通过侧支吻合重建的循环称为侧支循环(collateral circulation)或侧副循环。侧支循环的建立体现了血管的适应能力和可塑性,对于保证器官在病理状态下的血液供应具有重要意义。

体内少数器官内的相邻动脉之间无吻合,这种动脉称终动脉。终动脉的阻塞易导致其供血区的组织缺血甚至坏死。视网膜中央动脉被认为是典型的终动脉。如果某一动脉与邻近动脉虽有吻合,但当此动脉阻塞后,邻近动脉不足以代偿其血液供应,这种动脉称功能性终动脉,如脑、肾和脾内的一些动脉分支。

第三节 血管的配布规律及其变异和异常

人体每一大的区域都有一条动脉主干,如头颈部的颈总动脉等。动脉、静脉和神经多相互伴行,并被结缔组织鞘包绕,组成血管神经束。一般动脉的位置与静脉相比通常要更深一些,但也有几支表浅动脉,如颞浅动脉等。静脉按其功能又称为容量性血管。静脉具有分布范围广,属支多,容血量大,血压低等特点。静脉依据位置的深浅可分为浅静脉和深静脉。浅静脉位于皮下的浅筋膜内,不与动脉伴行,最后注入深静脉。临床上常经浅静脉注射、输液、输血、取血和插入导管等。深静脉位于深筋膜的深面或体腔内。大部分深静脉与同名动脉伴行,常为 2 条,如四肢远侧端的深静脉等。

胚胎时期,血管是在毛细血管网的基础上发展起来的。在发育过程中,由于功能需要以及血流动力因素的影响,有些血管扩大形成主干或分支,有些退化或消失,有的则以吻合管的形式存留下来。由于某种因素的影响,血管的起始或汇入、管径、数目和行程等常有不同变化。因此,血管的形态、数值,并非所有人一致,有时可出现血管的变异或畸形。

变异血管与正常血管的形态学改变不明显,一般不影响生理功能,这包括血管的来源、分支、数量、行程、管径及形状等。有的血管变异比较简单,如颈内动脉的迂曲;有的相对较复杂,如整条血管的缺如等。血管的异常或畸形则可能造成一定的功能障碍或存在一定的临床风险。而最常见的血管走行变异几乎具有无限的可能性,从微细的变化到巨大的改变,但对于某个血管而言,如髂内动脉的分支闭孔动脉,其大多数的走行变异情况多局限于2~3种之间。

第二章 心电图检查

第一节 心 电 图

一、正常心电图及测量

心电图纸由竖线和横线划分成小格,每隔 4 条细线划一条粗线,由细线构成的方格称为小格,粗线间则称为大格。

（一）测量方法

1.心电图记录纸

(1)心电图纸为相隔 1 mm 的竖线和横线,竖线间代表时间,横线间代表电压。

(2)描记心电图时,如果记录纸移动的速度为 25 mm/s,两细竖线之间相距为 1 mm,则 0.04 s 移动 1 小格,0.2 s 移动 5 小格。做心电图时必须先定标准电压(定标),如果 1 mV 电压使描记笔向上移 10 个小格,则每小格为 0.1 mV,如上移 5 个小格,每小格为 0.2 mV。

2.各波及间期的测量

(1)时间测量:选择波形比较清晰的导联,从波形起始部的内线(凸面起点)量到波形终末部分的内缘(凸面终点)。

(2)电压测量:①向上波,从等电位线上缘垂直量到波形的顶端;②向下波,从等电位线下缘垂直量到波形的最低点。

(3)S-T 段测量:自 J 点后 0.04 s 处开始测量(指 S 波的终点与 S-T 段的起点交接处)。当 S-T 段抬高,从等电位线上缘至 S-T 段上缘测量。S-T 段压低,则相反。

(4)心率测量计算法:心律整齐时,测 5 个 P-P 或 R-R 的间隔时间,求平均值,代入公式:心率＝60/P-P 或 R-R 间期(s)。

简易法:数 6 s 内的 P 波或 R 波的数目再乘以 10,即为每分钟的心率数。

(5)心电轴测量:心电图分析中,常把心电轴分析作为一项指标,它对诊断心室肥厚、左前、后分支传导阻滞等有一定帮助。可根据查表法、作图法或简易判断法分析电轴是否正常。

简易判断法:根据Ⅰ和Ⅲ导联 QRS 波主波方向判断。

Ⅰ导联主波向上,Ⅲ导联主波向下,提示心电轴左偏;Ⅰ导联主波向下,Ⅲ导联主波向上,提示心电轴右偏;Ⅰ导联主波向上,Ⅲ导联主波向上,提示心电轴正常。

（6）心脏钟向转位:正常心电图,心室除极时 V_1、V_2 导联 QRS 波群呈 rS 型,R/S<1,V_5、V_6 导联 QRS 波群呈 QRS 型,R/S>1。V_3、V_4 导联探查电极位置相当于室间隔,R 与 S 波几乎相等,R/S≈1。将 V_1～V_5 排列起来看,R 波逐渐增高,S 波由深变浅。如心电图胸前导联 R 与 S 波比例不符合此规律,表明心脏可能有转位。例如 V_5 的 R/S≤1,说明右心室特征图形向左侧转,称顺钟向转位(从下往上看)。相反,如 V_3 出现 QRS 波表示左心室图形转向中间,称逆钟向转位。

（二）正常心电图各波、段的时间与电压的正常范围

典型心电图包括 PQRST5 个波,2 个平段（P-R 段、S-T 段）,2 个间期（P-R 间期、Q-T 间期）。

（1）P 波:①在 QRS 波之前。②在 Ⅱ、aVF、V_4～V_6 直立,aVR 倒置。③时间<0.11 s。④肢体导联<0.25 mV,胸导联<0.15 mV。⑤光滑呈圆钝形。

（2）P-R 间期:由 P 波的起点测到 QRS 波的起点,这段时间包括窦房结激动后,引起心房的激动,通过房室交界区传到心室激动之前的一段时间。一般在 Ⅱ 导联上测量。成人正常范围是 0.12～0.2 s。与年龄、心率有关,心率快的 P-R 短;心率慢的 P-R 稍长。

（3）QRS 波群:①时间,成人正常范围 0.06～0.1 s,测量一般选用 QRS 最宽大的导联或 V_3 导联测量。②Q 波,在有小 q 波的导联上其宽度<0.04 s。③室壁激动时间（VAT）,指心室肌从心内膜到心外膜除极所花时间,借以了解心室是否肥厚。右室壁激动时间 V_1 导联 VAT 为 0.01～0.03 s,左室壁激动时间 V_5 导联 VAT 为 0.02～0.05 s。④电压,R_{V_1}<1 mV,R_{V_5}<2.5 mV,S_{V_1}<1.2 mV,最深<2.4 mV,R_{V_1}+S_{V_5}<1.2 mV,R_{V_5}+S_{V_1}<3.5 mV（女）～4 mV（男）,R_{aVL}<1.2 mV,R_{aVF}<2 mV,R_{aVR}<0.5 mV。

在有小 q 波的导联上（V_5、Ⅰ、Ⅱ、AVL、AVF 等）q 波电压不应超过 1/4 R 波。

若 3 个标准导联每个导联上的 R+S 电压<0.5 mV 或三者的总和<1.5 mV 称为低电压。

（4）S-T 段:代表心室肌细胞复极过程的第 1、2 相,由于此时电位变动速度慢及变动幅度小,基本上与心电图基线一致,正常不应偏高偏低太多。在以 R 波为主的胸导联上 V_4～V_6 S-T 段,抬高≤0.1 mV,V_1～V_3 抬高<0.3 mV。任何一个胸壁导联,S-T 段压低不应>0.05 mV。在肢体导联上,S-T 段可能高出基线 0.1 mV,降低不应>0.05 mV。

（5）T 波:T 波为心室的复极波。方向与主波方向一致。形态是上升肢长,下降肢短。在 R 波较高的导联上,T 波不应低于 R 波的 1/10。

（6）Q-T 间期:从 QRS 波群的起始点量到 T 波的终点。最好选择一个 T 波较为高大、明显的导联来测量较为准确。Q-T 间期的长短与心率有关,心率较快时 Q-T 间期越短,心率慢则反之。

（7）U 波:与 T 波方向一致,高度小于同导联 T 波的一半。

二、异常心电图波形

（一）心房肥大

心房壁甚薄,当腔内血容量增加或压力增大时,多表现为扩张而很少出现心房壁增厚。心电图表现在 P 波的形态,电压与时间的变化。窦房结位于右心房上腔静脉入口处侧壁的心内膜

下,激动系自右心房传至左心房,故 P 波的前 1/3 主要来源于右心房;后 1/3 来自左心房;而中 1/3 为左右心房的重叠。

1.左心房肥大

左心房扩大时 P 波终末部时间延长,从而使整个心房的除极时间,即 P 波时间相应延长,超过正常范围。导联 I、II、aVL 可显示 P 波增宽,且呈 M 形双峰。因 P 波终末部向后,使 V_1、V_2 导联 P 波出现正负双相。

左心房肥大的心电图特征:P 波时间延长≥0.12 s;P 波形态呈双峰,峰间距离>0.04 s;P_{tfV1} 呈正负双向,负向波大于 0.04 s,深度>1 mm;Pm 绝对值>0.04 mm/s;P 波宽度与 P-R 段比值超过 1.6。

2.右心房肥大

右心房扩大时,除极时间虽较正常有所延长,但仍不致延长至左心房除极结束之后,整个心房除极时间不超过正常时。但 P 波电压增高表现为 P 波高耸。

右心房肥大心电图特征为:P 波时间正常;$P_{II、III、aVF}$ 电压高达 0.25 mV 以上,P_{V_2} 高达 0.15 mV 以上;P 波形态高尖。

(二)心室肥厚

左心室或右心室的心肌肥厚时,常不累及心脏的传导系统。左心室或右心室肥厚达到一定程度往往在心电图上可出现明显的特征,尤以胸导联的改变意义更大。由于一侧心室肌厚,必然会影响心脏除极的方向及大小,激动从心内膜传到心外膜所花费的时间要相应地延长。心室肌厚可引起复极过程的继发性改变。心肌肥厚达到一定程度时,心室肌纤维间微血管数并不随之增加,造成相对性心肌缺血,纤维化等组织学改变,复极过程不但有继发性改变,而且也多伴有原发性改变。心室肌除极及复极过程的变化,使心室除极复极时的心电综合向量产生相应的改变,因而在不同导联的心电图中可以看出 QRS 波群及 ST-T 的异常表现。根据这些表现的特点,往往能比较正确地判断出是否存在左心室或右心室肥厚,是否有心肌劳损。

1.左心室肥厚

左心室肥厚时心室的除极顺序并不发生明显的变化,而仅由于左心室肥厚和扩张,左心室壁的除极面增大,其自内膜向外膜下层心肌除极时间也将因室壁的肥厚而有所延长。在正常情况下,左心室比右心室厚。当左心室肥厚时,心室除极顺序并未发生变化,故各导联上 QRS 波群的形态多无大变化,只是心室除极心电向量更加偏左。反映左心室心电图的导联 R 波高大及左心室壁激动时间超过 0.05 s。

左心室肥厚的心电图特征:$R_{V_{5\sim6}}$ 电压>2.5 mV;$R_{V_5}+S_{V_1}$ 电压>3.5 mV(女)或 4 mV(男);R_{aVL} 电压>1.2 mV 或 R_{aVF} 电压>2.0 mV;R_I+S_{II} 电压>2.5 mV;电轴左偏;VAT_{V_5}>0.05 s,QRS 时间可达 0.10~0.11 s;反映左心室图形的导联(如 I、aVL、V_5 等)可有 S-T 段压低,T 波低平、双向及倒置等变化。

在心电图诊断中,QRS 波群电压增高是左心室肥厚的一个重要特征。但左室电压增高亦可见于正常儿童及胸壁较薄的青年人,故诊断左心室肥厚时须结合病史。

2.右心室肥厚

右心室壁原来就比左心室壁薄(厚度只有左心室壁的 1/3),当右心室肥厚时,它与左心室原有厚薄度的差距缩小,左心室壁的除极电势依然占优势。只有当右心室壁肥厚相当明显时,才能使心室除极的综合向量的方向以及 QRS 波群的形态发生相应的改变。

右心室肥厚心电图特征:右心导联 R 波增高 S 波变浅,Rv_1 电压>10 mV,R/S>1;Rv_1＋Sv_5 电压>1.2 mV,R_{aVR} 电压>0.5 mV;$VATv_1$>0.03 s;电轴右偏;反映右心室图形的导联可有 S-T 段下降及 T 波倒置等变化。

心电图对右心室肥厚的诊断并不敏感,需待心室肥厚达相当程度时,心电图才能发生变化。V_1 呈 qR 或 rsR' 波,以及 V_1 至 V_5 R/S 比例的变化,R_{aVR} 的电压升高及心电轴的明显右偏均可认为是诊断右心室肥厚的可靠指标。其他的如 V_1 室壁激动时间延长,ST-T 等改变,在诊断上往往仅有参考价值。

3.双侧心室肥厚

当心脏的左、右心室同时肥厚时,由于双方向量抵消的作用,心电图上可无特殊改变或仅反映占优势的一侧改变。可同时表现左心室与右心室肥厚的特征心电图变化极少见。由于左心室壁比右心室壁厚,因此双侧心室肥厚仅显示单纯左心室肥厚较右心室肥厚为多。这种类型的心电图图形改变较为多见。

心电图上出现右心室肥厚图形特征,同时伴有下列一项或多项改变:①电轴左偏。②Rv_5电压异常增高。③Rv_5＋Sv_1>4 mV。

心电图上有左心室肥厚的明显表现,同时又伴有以下一项或多项改变:①显著电轴右偏。②显著顺钟向转位。③V_1 导联 R/S>1,R_{aVR}>0.5 mV 且 R 波>Q 波。④V_1 的室壁激动时间>0.03 s。

(三)束支传导阻滞

在房室束支或束支以下的传导组织中,激动不能正常传导,使心室除极程序改变,统称为心室内传导阻滞,其中以束支传导阻滞为常见。根据束支传导受损部位的不同,又可分为左束支、右束支、双侧束支、左前分支、左后分支及小束支传导阻滞等。正常情况下,左、右束支应同时开始激动两侧心室。如一侧传导时间较对侧延迟 0.04～0.05 s 以上,延迟侧心肌即由对侧激动通过室间隔心肌来兴奋,产生宽大的并有挫折的 QRS 波群。QRS 波群时限在 0.11～0.12 s 者,心电图诊断为"不完全性束支传导阻滞";时限超过 0.12 s 者,心电图诊断为"完全性束支传导阻滞"。由于束支传导阻滞时,心脏除极途径发生改变,复极顺序亦随之变化,故有继发性的 ST-T 改变。束支传导阻滞不引起自觉症状,除心音分裂外亦无特殊体征,往往借助心电图表现确诊。

1.左束支传导阻滞

由于左侧束支传导障碍而右侧束支传导正常,室间隔的激动顺序发生改变,除极的方向与正常人相反,室间隔的除极开始于右侧下部穿过室间隔自右前向左后方进行。心室的激动只能沿右束支下传,使室间隔右侧及其近邻的右室壁先除极。随后激动通过室间隔肌在左心室壁内缓慢传导,因而整个心室的除极过程明显延长。

QRS 波群形态的特征最具有临床意义。在胸前导联中改变最为明显,V_1、V_2 导联呈现一宽大而深的 QS 或 rS 波(R 波极小)。由于除极的方向是由右向左,因而 V_5 导联不会产生 q 波,而形成宽大粗钝的 R 波,复极由右心室开始,所以 V_5 导联上 ST 段压低与 T 波倒置。

完全性左束支传导阻滞的心电图特征:QRS 波群时间延长在 0.12 s 以上;V_5、V_6 导联呈宽钝 R 波,无 q 波,ST 段下移,T 波倒置;V₁、V₂ 导联呈 QS 或 rS 波形,ST 段抬高,T 波直立;其他导联上有相应改变,如 I、aVL 的 R 波宽大有切迹。

2.左束支分支传导阻滞

左房室束支分为左前分支和左后分支。前分支展开的传导纤维网分布于左心室间隔上部及前壁、侧壁,除极综合向量偏向左上方,后分支展开的传导纤维网分布于室间隔后下部及后壁、下壁,除极综合向量偏向右下方。两组传导纤维网互相吻合,两分支同时传导产生的综合向量指向左下方。若其中一个分支发生传导阻滞而另一分支正常,则将出现心电轴的偏移。

(1)左前分支传导阻滞:当左前分支传导阻滞时,左心室开始除极后激动首先沿左后分支向右下方使室间隔后下部及膈面除极,然后通过浦氏纤维向左上以激动心室前侧壁。

左前分支传导阻滞的心电图特征:电轴左偏常在 -60°以上;QRS 波群 aVL、I 呈 qR 型,q 波不超过 0.02 s,aVF、II、III 呈 rS;QRS 时间正常或稍长,一般不超过 0.11 s。

(2)左后分支传导阻滞:在左后分支传导阻滞时,左室除极开始后,激动先沿左前分支进行,室间隔前上、前壁先除极,随后室间隔后下部、膈面、后壁除极。

左后分支传导阻滞的心电图特征:电轴右偏约 120°;QRS 波群 aVL、I 呈 rS 型,aVF、II、III 呈 qR 型;QRS 时间正常或不超过 0.11 s;胸前导联一般无变化。

3.右束支传导阻滞

右束支传导阻滞在常规心电图检查中远较左束支传导阻滞多见。当右束支发生完全性传导阻滞时,心室的激动完全靠左束支下传。因此室间隔的除极并无明显改变,其综合向量与正常者一样。右心室的除极却发生了显著的延缓,这是激动不能沿右束支下传,而依靠激动自左心室通过心肌缓慢地传导。最初的自左向右除极可在 V₁ 形成小 r 波,左心室的正常除极 V₁ 形成 s 波,自左向右的缓慢传导故 V₁ 形成 R'波。由于心室除极顺序的改变,相应产生继发性 ST-T 改变。

完全性右束支传导阻滞的心电图特征:V₁ 呈 rSR'型,ST 段下降,T 波倒置;V₅ 呈 qRS 型,S 波增宽,ST-T 改变与 V₁ 相反;QRS 波时限在 0.12 s 以上。

不完全右束支传导阻滞图形改变与完全性相似,仅 QRS 波时限<0.12 s。

4.双束支传导阻滞

双束支传导阻滞是指双侧束支传导阻滞、右束支加左前分支传导阻滞或右束支加左后分支传导阻滞。左束支、右束支同时发生传导阻滞。如完全性者,则来自心房的激动不能下传,呈三度房室传导阻滞图形。右束支传导阻滞伴左前分支阻滞,心电图表现为右束支传导阻滞的特征及电轴左偏。右束支传导阻滞伴左后分支阻滞,心电图表现为右束支传导阻滞的特征及电轴右偏。

(四)慢性冠状动脉供血不足

慢性冠状动脉供血不足的患者在安静休息状态下,约 2/3 患者的心电图呈现某些异常改变。部分原因是冠状动脉供血不足引起缺血,部分因心肌长期缺血使心肌或心脏传导系统发生退行性改变。

慢性冠状动脉供血不足主要是冠状动脉狭窄引起的心内膜下心肌的损伤型改变,及其支配区域心肌的缺血型改变,因而在某些导联记录出 ST 段轻度压低及 T 波倒置。

慢性冠状动脉供血不足的心电图特征:ST 段呈水平形或下斜形压低;T 波低平或倒置;各种传导障碍及异位心律;可有 QRS 低电压。

(五)急性心肌梗死

急性心肌梗死是冠状动脉供血突然中断所引起的供血区心肌细胞损伤和坏死。心电图对本病的诊断有极大价值。临床上多数患者出现明显的梗死症状,但不容忽视的是一部分患者症状并不典型,甚至呈无痛性心肌梗死。即使有典型的症状,也难以鉴别不稳定型心绞痛、急性心包炎等。及时地进行心电图检查,可确诊急性心肌梗死并推测心肌梗死的病程及其发展情况。

1.急性心肌梗死基本心电图改变

冠状动脉突然阻塞后,其供血区域发生缺血。血管阻塞区的心肌供血完全断绝,引起缺血性坏死。一块心肌梗死后,其中央部分渐趋坏死,全部近中心的周围心肌严重损伤,外围区域则处于缺血状态,因而在心电图上产生坏死型、损伤型和缺血型三类图形。

(1)坏死型变化:心肌已无活动,既不能极化,也不能除极、复极,不能再产生心电向量。而其他部分心肌照常除极,因而置于坏死心肌表面的电极是记录其余健康心肌的除极向量。健康心肌的除极向量与坏死区域背道而驰。所以对着坏死区的探查电极上出现向下的波,即宽深的 Q 或 QS 波。

(2)损伤型变化:当心肌因严重缺血而造成损伤时,在心电图上显示 ST 段移位,在不同导联上可表现为 ST 段上抬或下移,且呈单向曲线特征性变化。如探查电极面对损伤区,则 ST 段呈穹隆形抬高,电极背向损伤区,ST 段明显降低。

(3)缺血型变化:心肌缺血对心肌所造成的损害较心肌坏死或心肌损伤为轻,不影响心肌的除极作用,故不引起 QRS 波群的改变。缺血的心肌首先表现为复极时间的延长,在全部心肌的复极过程中,缺血部位的心肌复极时间延后,对着外周缺血区域的探查电极上出现缺血型心电图,表现为 T 波倒置。这是因为处于缺血状态的心肌虽然保持正常除极功能,但复极程度已受影响所致。

2.急性心肌梗死的定性诊断

由于急性心肌梗死有一个发生发展的演变过程。按照临床病理演变,心肌梗死分为急性期、亚急性期和恢复期,相应地在心电图上亦有不同的表现。

(1)急性心肌梗死:ST 段显著移位为主要特点,面对损伤区的导联 ST 段呈穹隆形抬高,与 T 波融合,形成单向曲线,背向损伤区的导联,则呈相反的变化。此时亦可能出现大 Q 波及 T 波倒置。异常 Q 波何时出现视中心区组织坏死的发展速度而定。

(2)亚急性心肌梗死:梗死数天后,如病情好转,已坏死的心肌无法修复,故 Q 波仍然存在。在损伤区由于细胞膜的修复,细胞膜漏电现象减轻,ST 段移位程度亦趋向好转。因冠状动脉供血不足的病变仍然存在,T 波更趋于倒置,此为恢复期心电图改变,心电学称为心肌梗死反应期。

(3)陈旧性心肌梗死:病情进一步好转,损伤区心肌细胞完全修复,细胞膜不再漏电,故 ST 段恢复至等电位线,坏死区形成瘢痕后亦不能如正常心肌发生除极,故形成的 Q 波永久不变。亦有少数病例,在长期衍变过程 Q 波消失,这可能是坏死范围小,瘢痕组织收缩,被周围正常心肌所包围而使其淹没,相对远置的记录电极已记录不到 Q 波。ST-T 的改变视心肌缺血情况而出现不同程度的 ST 段压低及 T 波倒置。

3.心肌梗死的定位诊断

可根据哪些导联上出现异常 Q 波或有 ST 段的移位来确定心肌梗死的部位。心肌梗死的定位诊断,是根据探查电极朝向梗死区时所反映的"心肌梗死基本图形"来确定的。到目前为止,心电图在判断心肌梗死部位的各种方法中,仍不失为简便易行且较准确的临床诊断方法。

(1)前壁梗死:主要变化反映在 $V_2 \sim V_5$ 导联上出现异常 Q 波和 ST 段抬高,以后 T 波可倒置。梗死对侧面的 Ⅱ、Ⅲ、aVF 导联呈相反的变化。

(2)前间壁梗死:在 $V_1 \sim V_3$ 导联上表现为 ST 段抬高和 Q 波形。肢体导联常无变化。

(3)前侧壁梗死:主要表现为 $V_4 \sim V_6$ 出现 ST 段抬高和坏死型 Q 波,Q>1/4 R,宽度>0.04 s,与此相对应的是 $V_1 \sim V_2$ 导联中,R 波较前明显增高、增宽。在 Ⅰ 及 aVL 导联中常可出现坏死型 Q 波。

(4)下壁(隔面)梗死:主要反映在肢体导联 Ⅱ、Ⅲ、aVF,梗死对侧面的 Ⅰ 及 aVL 导联呈相反的变化。

(5)正后壁(真后壁)梗死在常规 12 个导联无异常 Q 波出现,由于左心室后部心肌梗死失去除极电势而只表现梗死的对侧右胸前导联 $V_1 \sim V_2$ 的 R 波增大,并伴 ST 段压低及 T 波高尖,只有加作 $V_7 \sim V_9$ 时方可见大 Q 波。

心肌梗死的完整诊断,应包括定性和定位。先根据 ST 段移位程度确定其时期,然后以各个导联上的变化来判断其梗死的部位。

(六)心肌炎

在临床上心肌炎往往是一个比较难以确定的诊断。心电图检查也只是在心肌病变已达到一定程度,影响了心脏的传导系统和心肌除极复极过程时,才能够在心电图上有所反应。说明心电图诊断心肌炎的价值是有限的,故心电图检查必须与临床其他资料结合起来才有意义。

心肌炎较为常见的心电图改变如下。

1.传导阻滞

以 P-R 间期延长最为多见。少部分有不完全性或完全性房室传导阻滞,亦有出现左或右束支传导阻滞。

2.ST 段与 T 波的改变

ST 段多属轻度压低,T 波平坦、双相或倒置亦是常见的心电图特征。ST-T 的改变多与病变的发展与缓解相平行,有助于疾病的动态观察和治疗效果评定。

3.Q-T 间期的延长

Q-T 间期代表心室全部除极、复极的时间,理论上推断心肌发生炎症变化时势必影响心肌的复极过程,使 Q-T 时期延长。但实际情况并非所有心肌炎均有 Q-T 延长。

4.各种异位节律

以期前收缩、心动过速、心房颤动或心房扑动较为常见。这些心电图表现均为非特异性改变,需密切结合临床其他检查才能作出正确判断。

(七)心包炎

各种病因所致的心包炎,其心电图特征都是相似的。心包炎症时,心外膜下浅层心肌纤维势必受累,从而产生损伤电流而发生 ST-T 的改变。另外由于心包内有液体渗出,使心肌产生的电流发生"短路",而常有低电压的改变。

心包炎的心电图特征:除 aVR 导联外,ST 段呈广泛的弓背向下抬高;T 波早期直立,以后可平坦或倒置;QRS波普遍呈电压过低,有时出现电交替;可有窦性心动过速。

在临床心电图中,ST 段的抬高对诊断急性心包炎有很大帮助。而慢性心包炎的心电图中往往只能看到后 3 项特征。

第二节　超声心动图

超声心动图是利用高分辨力超声显示心脏、大血管及血流的一种影像技术,自 1954 年将超声心动图应用于临床以来,随着超声诊断技术的不断进步,目前已经成为无创性诊断心血管疾病的重要手段之一。临床常用的超声心动图检测技术包括经胸超声心动图和经食管超声心动图。

一、经胸超声心动图

经胸超声心动图检查是临床上应用最广泛的超声心动图检查技术。一般包括 M 型超声、二维超声、频谱多普勒和彩色多普勒等技术。

1.M 型超声心动图

M 型超声心动图不能直观显示心血管结构及其空间位置关系,但时相分辨力极高,能区分心脏结构活动时相的微小差异。M 型超声心动图的曲线,其 x 轴与 y 轴分别代表时间和距离,因此曲线的运动轨迹及其斜率能准确了解室壁与瓣膜的运动情况和速度;实时测量心腔容量;可显示瓣叶高速颤动,并可与心电图、心音图及心内压力曲线同步显示,在探讨心音产生机制方面有重要作用;可探测血液的反流与分流等。因此,M 型超声心动图在许多方面仍不可能完全被二维超声及其他超声技术所替代,可为临床诊断治疗提供确切、可靠、完整的资料。

2.二维超声心动图(2-DE)

二维超声心动图是在 M 型超声心动图的基础上发展起来的超声显像技术,亦称辉度调制型超声心动图,能清晰、直观、实时显示心脏大血管断面的解剖结构、空间关系及其功能状态,故又称为切面超声心动图,简称二维超声。二维超声心动图现已成为超声心动图中最主要的检查方法之一,是超声心动图检查的基础,二维超声心动图检查心脏时,基本上用三个相互垂直的平面,分别命名为长轴切面、短轴切面与四腔心切面。通过不同切面的探查可以对心脏各个房室腔的大小、室壁的厚薄、心肌的收缩及舒张功能、瓣膜的功能及心包疾病进行方便、准确的评估,并且可以重复多次检查。

3.多普勒超声心动图(DE)

多普勒超声心动图是根据多普勒效应,将在心腔和血管中流动的血流以频谱的形式反映出来,检测血流的时相、方向、流速和血流性质。频谱在基线上方,表示血流朝向探头;在基线下方,则表示血流背离探头。主要有脉冲多普勒(PW)和连续多普勒(CW)两种形式。PW可作精确定位,CW可测高速血流,结合心电图可判断血流出现在收缩期还是舒张期。流速异常增高往往提示瓣膜狭窄、反流或分流性疾病。

4.彩色多普勒血流显像(CDFI)

彩色多普勒血流显像分析包括:明确图像切面,判断有无结构异常;定性判断正常和异常血流区域;异常血流的时相、部位;根据颜色判断血流方向、形式、速度;测定异常血流。结合脉冲多普勒和连续多普勒估计血流量等,可为心脏瓣膜的狭窄、反流及心血管内分流等病变提供可靠的诊断信息。

二、经食管超声心动图

经胸超声心动图(TTE)现已成为直观地显示心脏解剖结构和血流动力学改变、诊断心血管疾病的一项不可缺少的常规临床检查方法。但有部分患者由于肥胖、慢性阻塞性肺疾病、胸廓畸形等原因,导致TTE探查的图像显示不清晰,质量欠佳,常常不能满足临床诊断的需要。为此人们发明了经食管超声心动图(TEE)。TEE是将超声探头放置于食管内或胃内适当部位,从心脏的后方或下后方进行超声心动图检查。1971年首次采用TEE,目前TEE探头的制作工艺水平不断提高,探头体积逐渐减小,导管直径也减小,其柔韧性和调控性增加,如今多平面超声心动图食管探头(0°～180°任意可调)已经广泛应用于临床,逐步成为一项成熟的临床检查技术。

1.TEE的适应证及禁忌证

TEE常用于经胸超声检查显像困难或显示有关结构不够满意,难以明确诊断的各种心脏大血管疾病患者。

适应证:二尖瓣、三尖瓣和主动脉瓣的病变情况;人工瓣膜置换后的功能评价;感染性心内膜炎;主动脉病变;冠状动脉起源、走行及管腔异常;部分先天性心脏病的诊断和鉴别诊断;心腔内占位性病变;围术期的监测;某些食管或纵隔的肿瘤。

禁忌证:严重心律失常者;严重心力衰竭或血压过高者;体质极度虚弱、持续高热不退不能耐受检查者;食管、胃部病变,如溃疡、静脉曲张等;冠心病心绞痛发作频繁或心肌梗死急性期;癫痫;严重颈椎或脊椎畸形;麻醉药物过敏;咽部急性炎症;巨大降主动脉瘤;凝血功能异常;严重传染病、精神障碍不能配合检查者。

2.TEE检查的优缺点及安全性

TEE的优点主要是对肺气肿、肥胖、胸廓畸形的患者可获得经胸壁检查难以比拟的清晰图像,对于左心房、房间隔、肺静脉及降主动脉等结构显示更清晰,尤其TEE检查时,房间隔与声束垂直且在近场,无回声失落现象,可准确观察房间隔有无异常。此外,心脏直视手术中进行TEE监护可减少手术失误,并且对手术操作无任何干扰。

TEE属于半介入性或微创性检查,在检查过程中有一定痛苦和有一定比率的并发症和死亡率。少数患者因禁忌证不能进行检查,或由于恶心等检查反应较重不能坚持完成检查,或因紧张、恐惧而拒绝接受检查。此外,食管上段与心脏之间有气管相隔,使位于气管前侧的升主动脉上段、主动脉弓近段等结构难以显示,形成所谓的检查盲区。TEE对于声束远场的病变,如三尖瓣、右心室流出道、肺动脉瓣等结构的局部病变显示有时较差。目前使用的探头尽管较前有改进，但直径还是偏粗，管体偏僵硬，插管时引起的局部刺激性较大。特别是因探头体积仍相对较大，致使检查对象受到年龄和体重的限制。TEE探头和检查费用较TTE昂贵，检查条件较TTE要求高，这在一定程度上影响了此项检查的普及。

TEE检查一般相对较安全，检查时患者常有恶心、呕吐等不适反应，但由于检查者多为心脏病患者，极个别患者可能会出现麻醉剂过敏、严重心律失常（如室性心动过速、心室纤颤等）、食管出血或穿孔、心肌梗死、急性心力衰竭甚至死亡等严重并发症，存在一定的潜在风险。因此检查前应对患者病情作详细了解，严格掌握适应证。

3.TEE检查方法

TEE检查前应先明确检查的目的，有针对性地进行，避免长时间检查增加患者的痛苦及不适。检查时根据患者的病变性质、部位及一般状况，先将食管超声探头插入胃底，然后逐渐回撤。依次在胃底、胃，食管交界处、食管下段、中段、中上段和上段探查不同深度的心脏和大血管的解剖结构和血流信息。晶片从0°到180°的扫描过程中，以0°、45°、90°、135°作为4个基本的探查角度，0°和90°相当于双平面的水平切面和纵切面，对应于人体的短轴与长轴；而45°和135°则大致对应于心脏的长轴与短轴。常规检查内容包括二维超声显像、多普勒超声检查（包括脉冲多普勒、连续多普勒和彩色多普勒血流显像）。

4.TEE的临床应用

TEE检查对于心房内异物，尤其是左心耳的观察占有优势，可清楚显示心房内的缓慢血流及血栓，对心房内的占位病变能清晰观察其形态、数量及其与周边结构的关系。此外，心房内异常隔膜、房室瓣心房侧的异常回声物，如感染性心内膜炎的赘生物形成等，TEE的观察明显优于经胸心脏超声探查。

TEE可显示主动脉及主动脉瓣病变的部位、形态、瓣叶的数量、有无钙化、有无赘生物形成及关闭不全，还可以评估主动脉瓣的功能，甚至可探查主动脉夹层动脉瘤的破口部位、大小、数目、真腔及假腔的大小、假腔内是否有血栓形成等，并可探查降主动脉的全貌。

TEE对于房间隔缺损的诊治具有指导作用。TEE的二心房切面显示左心房、右心房的大小，房间隔的轮廓、走向、连续性，对于房间隔缺损的大小、数目、形态，及周边残留组织的长度和支撑力的评估、血流分流的方向和范围等，对于房间隔缺损能否进行介入性封堵治疗的决策必不可少，同时在介入性封堵治疗的过程中可全程引导及监测手术过程，经TEE判断无房水平的分流且与房室瓣、主动脉瓣关系良好后可结束介入治疗，术后可行随访复查。

TEE对于人工二尖瓣功能的评估优于经胸超声，可探查人工瓣膜有无异常附着物，如血栓、赘生物等，结合彩色多普勒可以探查瓣周有无异常血流，有助于对瓣周脓肿、血肿、瓣周漏进行诊断。TEE对于人工主动脉瓣的探查较经胸心脏超声探查并不具有明显优势。

三、负荷超声心动图

正常心脏可通过冠状动脉扩张，使冠状动脉血流量从正常的300 mL/min增加到2000 mL/min，以满足心肌氧耗量增加时的需求，这就是冠状动脉的储备能力。许多冠心病患者由于冠状动脉硬化，导致冠状动脉的储备能力显著下降，但静息状态下仍能维持心肌供血需求,无心肌缺血发作的表现。为了检测冠状动脉循环的储备能力,通常可通过增加心脏负荷的方法诱发心肌缺血,包括心电图负荷试验、超声心动图负荷试验和核素负荷试验。超声心动图负荷试验就是将各种负荷试验方法与超声心动图检查相结合而成。目前应用最广的是通过二维超声观察负荷状态下节段性室壁运动的改变来了解节段性收缩功能指标和左心室整体收缩功能指标的变化,是一项具有较高敏感性和特异性的方法。临床上依据负荷方法分为 3 类:动态超声心动图负荷试验、药物超声心动图负荷试验和其他超声心动图负荷试验。

1.动态超声心动图负荷试验

动态超声心动图负荷试验包括不同体位的踏车运动负荷试验及活动平板负荷试验。比较运动前后各切面的室壁运动及心肌增厚情况,以检出运动后新出现的两个或两个以上相邻的节段性室壁运动异常,或原有的两个或两个以上相邻节段性室壁运动异常进一步恶化,作为检出心肌缺血的阳性判定标准。

2.药物超声心动图负荷试验

药物超声心动图负荷试验主要用多巴酚丁胺(DSE)、双嘧达莫和腺苷等药物,其他如异丙肾上腺素、阿布他明等也有应用。通过比较不同负荷状态下的节段性室壁运动,可将室壁运动对负荷试验的反应分为下述五大类:①室壁运动增强,此为负荷试验的正常反应。②负荷引起的原有异常的节段性室壁运动异常加重或出现新的节段性室壁运动异常,此为负荷诱发心肌缺血的有力证据。③持续改善,静息时室壁运动异常,随着负荷量的增加,节段性室壁运动逐步改善,此为存活心肌判定的指标。④检出负荷早期室壁运动改善,随着负荷量的增加,节段性室壁运动逐步恶化,即呈现双相反应,作为检测存活心肌的标准。⑤持续固定(即负荷前后)的节段性室壁运动异常,是心肌坏死的表现。

3.其他超声心动图负荷试验

其他包括冷加压负荷试验、等长握力试验、经食管心房调搏负荷试验以及在心肌声学造影(MCE)基础上发展起来的多巴酚丁胺负荷心肌声学显像(DSE-MCE)等。DSE-MCE 是将心脏声学造影剂经外周静脉注入,通过肺循环,使心腔显影,勾画出完整的心内膜轮廓,因此对室壁运动的判断更容易、更准确。同时由于造影剂的微泡足够小,能使心肌内微血管显影,可进一步判断心肌的血流灌注。实时 DSE-MCE 是近几年发展起来的无创性评估冠心病心肌血流灌注的新技术,可以获得药物负荷试验时清晰的左心室内膜边界和较好的心肌灌注图像。

此外,经食管超声心动图(TEE)负荷试验也是近年来开展的新技术。TEE 负荷试验的检查方法、给药种类(主要应用药物为多巴酚丁胺及腺苷)及给药方法同常规 TEE。该技术克服了 TTE 运动试验中过度呼吸及胸壁运动的影响,提高了成功率及图像质量,在整个试验过程中可连续获得高质量图像,其敏感性高于 TTE 运动试验,同时避免了较长时间的心肌缺血,减少了一些副反应的发生。但 TEE 为半创伤性方法,患者有一定不适感,TEE 检查虽可反映三支血管的供血区,但左心室心尖及基底部有异常时可被漏诊,不能观察到冠状动脉的全貌,因此不能做定量分析。

以上各种负荷试验中,应用最多的是药物负荷中的 DSE 及动态负荷中的踏车运动负荷,而 DSE-MCE 方法在临床上具有广阔的发展应用前景。其他如冷加压负荷试验、等长握力负荷试验及 TEE 负荷试验等临床上已较少使用。

四、心脏超声造影

心脏超声造影又称"心脏声学造影",即在进行超声心动图检查时经血管注入声学造影剂,通过声学造影剂可显示血流状态,判断心腔内有无分流与反流,对确定解剖结构及测量心脏内腔大小有一定的价值,是一种研究心脏疾病的非损伤性检查技术。根据研究部位不同,分为右心声学造影、左心声学造影和心肌声学造影。

1.右心声学造影

右心声学造影是经心导管或周围静脉注入右心声学造影剂,到达右心腔后显影。常用的造影剂为二氧化碳微气泡,可由维生素 C 和碳酸氢钠以 1:2 容量混合后产生,也可采用过氧化氢溶液。造影剂从周围静脉注射后,正常显影是以腔静脉→右心房→右心室→肺动脉的顺序进行显示,由于造影剂不能通过肺毛细血管,左心系统应无造影剂气泡回声的显影。临床主要应用于检测右心腔内结构有无异常,如有无右心憩室、右心占位等。一些先天性心脏病,如卵圆孔未闭、房间隔或室间隔缺损、动脉导管未闭,如存在右向左分流,则可在右心显影后三个心动周期内探及造影剂从不同水平分流至左心系统;如果为左向右分流,则可在右心系统见到负性显影区。肺动静脉瘘患者在右心显影 4 个心动周期后左心房才显影。永存左上腔静脉者从左肘静脉注射造影剂可见左上腔静脉先显影,然后根据显影顺序,可以判断左上腔静脉引流的部位。

2.左心声学造影

左心声学造影是经心导管或周围静脉注入左心声学造影剂,达到左心腔或心肌显影的目的,分为左心室声学造影和心肌声学造影。常用的造影剂为 Optision 和 SonoVue(声诺维)。左心室声学造影主要用于观察左心系统的形态结构、室壁厚度和运动、瓣膜的反流以及有无左向右分流。

3.心肌声学造影

心肌声学造影是左心声学造影的研究重点,是将含有超声微泡的造影剂直接经冠状动脉注入冠状动脉循环或经周围静脉注入,通过肺循环后抵达冠状动脉循环。当微泡通过心肌微血管床时,在二维超声心动图上可见心肌显影。临床上主要用于评估冠状动脉微循环储备能力、定量心肌血流灌注,判断存活心肌和评价经皮冠状动脉介入治疗的疗效。

五、血管内超声和心内超声心动图

介入性血管内超声技术是近几十年发展起来的一种全新的超声技术,分为血管内超声显像技术(IVUS)和心腔内超声(ICE)。

1.血管内超声显像技术

(1)IVUS 检查方法:IVUS 是将超声探头装在导管的顶端,直接插入血管腔内以观察各种病变血管壁的组织形态学特征,可精确测量血管腔及截面积,评价各种介入性治疗的效果,弥补了血管造影的不足,被称为冠心病"新的金标准"和"活体的组织学"检查。由于它的高度敏感性和准确性,此方法已被应用于冠状动脉粥样硬化的病理研究。如长期随访冠状动脉成形术患者,有助于阐明再狭窄的机制;对于未进行成形术的病例,可研究斑块的进展与消退,并可评估某些药物或降脂治疗的效果。对于心脏移植患者,可了解移植后冠状动脉病变的发展和变化情况。

IVUS 检查没有绝对禁忌证。因为心导管检查是其先行的步骤，一般来讲，心导管检查的禁忌证亦即 IVUS 的禁忌证。作为 IVUS 检查的相对禁忌证，如果治疗前后患者的全身情况很不稳定，应尽量避免此类检查。因 IVUS 检查操作可引起冠状动脉急性痉挛和闭塞。此外，如果在血管造影术中已获得足够的诊断信息，而 IVUS 检查不大可能改变治疗方法等情况下，则不提倡进行 IVUS 检查，这样既可缩短介入手术时间，又能降低医疗费用。

（2）IVUS 的临床应用：IVUS 检查主要应用于冠状动脉系统的诊断，尤其是冠状动脉造影正常的冠状动脉、不明确的病变及移植心脏的冠状动脉疾病。与 CAG 相比，IVUS 对轻中度病变提供断层图像，且能进行定量测定，常可检测出 CAG 正常患者的隐匿性病变，证明冠心病通常是弥漫性的，而并非局灶性的。

1）对于粥样斑块的判断：IVUS 可对有破裂危险的粥样斑块（易损斑块，也称不稳定斑块）作出诊断，而 CAG 则不能精确检测出易损的冠状动脉斑块。易损斑块的组织学特点为一个富含脂质的粥样斑块带有一个纤维帽，斑块破裂或有裂纹导致血栓形成。但 IVUS 要从高回声斑块中识别出急性血栓形成仍然是不可靠的，因为低密度脂肪组织与陈旧血液有相似的组织学和超声特点。IVUS 对血栓形成的诊断目前尚无特定的影像学标准。

2）对于动脉重塑的研究：动脉重塑指动脉粥样硬化发展期间血管腔径的变化。在冠状动脉狭窄＜40％时，动脉管径的增加"过度补偿"了斑块的聚集，从而导致管腔面积的相应增加。对于晚期病变，重塑不明显，腔径变小，表明外弹力膜（EEM）面积和斑块面积之间呈正相关，并证实病变早期的过度代偿。这有助于解释 CAG 低估病变程度的现象，而且可以评估血管管径。重塑指数（RI）定义为病变处的 EEM 面积/近端参考段的 EEM 面积。RI＞1.05 为正性重塑；RI＜0.95 为负性重塑；RI 在 0.95～1.05 为无重塑（或中性重塑）。近来，IVUS 研究表明了冠心病患者冠状动脉血管重塑和临床表现之间的关系。正性重塑常见于不稳定组，负性重塑常见于稳定组，而且正性重塑被认为与易破裂斑块密切相关。

3）IVUS 对介入治疗决策的影响：粥样硬化斑块一般分为硬性斑块和软性斑块，硬性者由胶原和钙组织构成，超声显示为密度高于血管外膜的强回声，常伴声影，而软性者由纤维蛋白原和脂质成分构成，超声显示为均匀一致，密度低于血管外膜回声的低回声区。对于软斑块，可采用球囊扩张术，对于硬斑块则多选用切割或旋磨治疗方法。IVUS 可准确分析斑块的形态和组成，尤其对钙化的识别非常敏感，可指导 PCI，选择合适的技术治疗特定的病变，以期达到更好的效果，减少合并症。

4）心脏搭桥术后移植血管的观察与评估：对主动脉冠状动脉分流术后 1 年，行血管造影显示移植的隐静脉正常者，IVUS 显示其血管内膜已比移植后 1 个月时的血管内膜增厚。因此，IVUS 对移植血管的观察在临床工作中是非常有意义的。

5）对于外周血管疾病的治疗：IVUS 除能做检查协助诊断之外，用顶端装有球形钛合金的导管及导管鞘构成的超声消融装置，可用于超声血管成形术，可消融血栓、纤维性或钙化斑。除用于冠状动脉疾病治疗外，还可用于周围血管治疗。IVUS 监测治疗可以减少消融引起管壁穿孔及分离的可能性。

6）对心肌桥的诊断：由于 IVUS 的分辨力较高，对心肌桥的检测具有高度的敏感性及特异性，可检出 CAG 无法发现的心肌桥。因此采用 IVUS 检查可使 CAG 疑似心肌桥而不能确诊的患者得到明确诊断。同时还可观察 β 受体阻滞剂和硝酸酯类药对心肌桥处血管血流的不同影响,从而指导心肌桥的临床治疗。

近年来,三维重建已运用于 IVUS 检查,可得到血管腔和粥样硬化病灶的立体图像,从而获得病变节段血管全面的图像,还可用于追踪 PTCA 后的血管损伤情况。对血管内支架的患者,三维重建能真实地再现各种支架的几何形态及其在血管内的扩张情况。

2.心腔内超声心动图

心腔内超声心动图(ICE)是一项与心导管检查相结合的超声诊断新技术,即在特制的心导管顶端安装微型超声换能器,经血管插入心腔内进行心脏解剖结构和生理功能检查的超声显像方法。ICE 探头可通过股静脉或下腔静脉送入右心室,在某些情况下甚至可穿过房间隔。近年来 ICE 技术发展迅速,可获得高分辨率的二维图像及更满意的多普勒成像,可作为非冠心病的治疗,如电生理介入性治疗过程中以及电生理介入实验室有用的监测技术,上述侵入性治疗传统的监测技术包括透视、经胸超声或是经食管超声,但这些技术都具有各自内在的局限性,尤其当患者仰卧时,上述监测技术不能有效地显示心脏后部的结构。ICE 可以在心房纤颤的消融治疗时有效地直接显示肺静脉及左心耳,此外 ICE 可在右心侧协助指导房性心律失常的射频消融治疗。ICE 可清晰探查心内结构,确保电极与心内膜接触,可以引导间隔穿刺。这项技术也有助于及时发现上述治疗的并发症,包括血栓形成、心包积液、肺血管栓塞等。在心导管室,ICE 可指导房间隔缺损或卵圆孔未闭的介入封堵治疗,有助于明确缺损的大小、位置及周围重要的相邻结构,选择最适宜的位置进行封堵治疗。治疗后 ICE 可明确封堵器的位置,运用多普勒判断有无残余分流。ICE 也可用于监测经皮左心耳闭塞术和二尖瓣球囊成形术。

第三节　动态心电图

一、概论

动态心电图(AECG,DCG)是指连续记录 24 h 或更长时间的心电图。1961 年由美国学者 Holter 发明,故又称为"Holter"。AECG 可以检测和分析心律失常和 ST 段改变,也可以对更为复杂的 R-R 间期和包括晚电位、QT 离散度和 T 波改变的 QRS-T 形态进行分析,是重要的无创性心血管病检查技术。

二、适应证

临床上主要应用于捕捉一过性心脏病变,做定性和定量分析,包括对心律失常、心肌缺血、心率变异、起搏信号进行分析。

三、设备

（一）基本结构

1.记录系统

记录系统包括导联线和记录器。导联线一端与固定在受检者身上的电极相连，另一端与记录器连接。记录器目前多是固态式，佩戴在受检者身上，能精确地连续同步记录和储存 24 h 或更长时间的两通道或三通道心电信号。

2.回放分析系统

主要由计算机系统和心电分析软件组成。回放系统能自动对记录器记录到的心电信号进行分析。分析人员通过人机对话对计算机分析的心电图资料进行检查、判定、修改和编辑，打印出异常心电图图例以及有关的数据和图表，做出诊断报告。

（二）种类

AECG 记录仪有两种，持续监测仪和间断记录仪。

1.持续监测仪

24～48 h 连续监测。

2.间断记录仪

间断记录仪有循环记录仪和事件记录仪两种类型。可长期监测（数周到数月），提供短暂的、简短的数据来发现发生频率较低的事件。循环记录仪适合于症状十分短暂，或症状仅为短暂乏力，可以马上触发记录仪并记录储存心电图的患者。事件记录仪佩戴在患者身上，并在事件发生时由患者触发。其不适用于意识丧失或意识几乎丧失的心律失常患者，而是适用于症状发生频率低、不严重但持续存在的心律失常患者。

四、导联选择

导联的选择应根据不同的检测目的而定，常用导联及电极放置如表2-1。

表 2-1　动态心电图双极导联位置

导　联	正　极	负　极
模拟 V_1（CM1）	右第 4 肋间胸骨旁 2.5 cm 处	右锁骨下窝中 1/3 处
模拟 V_2（CM2）	左第 4 肋间胸骨旁 2.5 cm 处	右锁骨下窝中 1/3 处
模拟 V_5（CM5）	左第 5 肋间腋前线	右锁骨下窝中 1/3 处
模拟 aVF（MaVF）	左腋前线肋缘	右锁骨下窝中 1/3 处

五、分析内容

1.正常 Holter 表现

尚无统一标准，影响因素多，变异大，需综合分析。

成人 24 h 平均心率：59～87 次/min；最高心率：活动时可达 180 次/min，随年龄增加而降低；最低心率：睡眠中多＞40 次/min，运动员可更低。

（1）一过性窦性心动过缓：某一时间内 HR＜60 次/min。

（2）持续性窦性心动过缓：24 h 总心搏数＜86 400 次。

（3）一过性窦性心动过速：某一时间内 HR＞100 次/min。

（4）持续性窦速：24 h 总心搏数＞140 000 次。常有窦性心律不齐出现，偶见窦性停搏，时长多为 1.5～2 s，如＞2 s 常是异常。

（5）室上性心律失常：50％～75％正常人可有，随年龄增长。以房性期前收缩为多，一般房性期前收缩＜100 次/24 h 或 1 次/1000 心搏。短阵，偶发的室上性心动过速，心房颤动、心房扑动少见。

（6）室性心律失常：50％的正常人可见，随年龄增多。一般频率＜100 次/24 h，1 次/1000 心搏，≤5 次/h。频率＞10 次/1000 次心搏多为非生理性。单发为多。

（7）传导阻滞：主要是 AVB，2％～8％，多为一度、二度 Ⅰ 型，短暂，多在睡眠中。儿童多，老年人少。运动员更多，可有房室分离、逸搏等。ST 段抬高发生率可达 25％，呈凹面向上。T 波可低平，双向。

2.心律失常诊断及评价标准

（1）窦房结功能不全：一般情况 24 h 窦性心搏总数为 10 万次，总数≤8 万次、最慢心率≤40 次/min 且持续 1 min 以上、最快心率≤90 次/min、出现窦房传导阻滞、窦性停搏＞3 s，或快速心律失常发作终止时窦性停搏＞2 s，提示窦房结功能不全。

（2）室性心律失常：正常人室性期前收缩≤100 次/24 h，或 5 次/h，超过此数说明有心脏电活动异常，是否属病理性应综合临床资料判断。

（3）室性心律失常药物疗效：常采用 ESVEN 标准，用药后达以下标准者判定有效。室性期前收缩减少≥70％；成对室性期前收缩减少≥80％；短阵室性心动过速减少≥90％，连续 15 次以上的室性心动过速及运动时连续 5 次以上的室速消失。

（4）抗心律失常药物所致心律失常：用药后心律失常恶化定义为平均每小时的室性期前收缩数较用药前增加 4 倍；成对室性期前收缩和（或）室性心动过速较用药前增加 10 倍；用药后新出现的持续性室性心动过速；原有的室性心动过速心率明显加快；停用抗心律失常药物后，加重的心律失常逐渐消失。

3.缺血分析

Holter 是诊断日常生活引发心肌缺血的唯一方法，可对心肌缺血进行综合评估，对不同阶段的冠心病患者诊断和治疗都有指导作用。

心肌缺血的诊断依赖于一系列的心电图改变，即"三个一"标准：ST 段压低至少 1 mm（0.1 mV），发作持续时间至少 1 min，两次发作间隔至少 1 min，在此期间 ST 段回到基线。指南推荐的发作间隔时间为 5 min；如果原来已存在 ST 段下移，则要在 ST 段已降低的基础上，ST 段水平型或下斜型再降低≥1 mm。

（1）排除条件：在"三个一"的基础上，ST 段降低前的 10 个 R 波平均幅度高于 ST 段降低最显著时的 R 波幅度的 20％，可能是体位改变引起；突然发生的 ST 段下斜型下移，可能由伪差或体位改变引起；伴随 P-Q 段降低的 ST 段下移，常因心动过速引起。

（2）Holter 检测缺血的条件：窦性心律，基线 ST 段偏移≤0.1 mV，形态为上斜型，T 波直立。ST 段平坦或伴随 T 波倒置仍可判断,但应避开下斜型或"铲挖状"ST 段;监控导联 R 波高度≥10 mm;监测导联不应有≥0.04 s 的 Q 波或明显的基线 ST 段改变;右束支传导阻滞时 ST 段偏移是可以判断的,特别是在左胸导联。

12 导联心电图示左室肥厚、预激综合征、左束支传导阻滞或非特异性室内传导延迟≥0.1 s 者,不适用 AECG 检测缺血。

4.心率变异性

心率变异性(HRV)是指逐次窦性心动周期之间的微小变异,反映心脏自主神经系统的功能状态。测量方法:静息短时测量法(5 min);动态长程测量法(24 h)。分析方法:时域分析法、频域分析法和非线性分析法。推荐 24 h HRV 检测采用时域分析指标,5 min 静息 HRV 分析采用频域分析指标。

(1)时域分析:对连续记录的正常窦性心搏,按时间或心搏顺序排列的 R-R 间期的数值,进行数理统计学分析的方法。24 h R-R 间期标准差(SDNN)<50 ms,三角指数<15,心率变异性明显降低;SDNN<100 ms,三角指数<20,心率变异性轻度降低。HRV 降低为交感神经张力增高,可降低室颤阈,属不利因素;HRV 升高为副交感神经张力增高,提高室颤阈,属保护因素。大多数人认为 SDNN、SDANN 等时域指标<50 ms,为 HRV 显著减低,病死率大大增加。

(2)频域分析:对心率变异的速度和幅度进行心率功率谱的分析。超低频功率,频段≤0.003 Hz;极低频功率,频段 0.003~0.04 Hz;低频功率,频段 0.04~0.15 Hz;高频功率,频段 0.15~0.4 Hz。高频功率与迷走神经传出活动有关,受呼吸影响。低频功率与血管压力感受性反射作用有关,由交感神经和迷走神经共同介导的心率波动形成。极低频和超低频的生理意义尚不清楚。

六、注意事项

患者佩戴记录器检测过程中须做好日志,按时间记录其活动状态和有关症状。完整的生活日志对于正确分析动态心电图资料具有重要价值。

由于导联的限制,尚不能反映某些异常心电改变的全貌,分析时应结合常规 12 导联心电图检查等。

第三章　高　血　压

第一节　高血压危象

一、概述

高血压危象是指血压显著升高(BP>180/120 mmHg)的同时伴有或不伴有急性或进行性靶器官功能障碍的一组临床综合征,是各种高血压急诊的统称。早期强调血压在短期增高的程度,而近年来则更多地注重因血压增高引起的急性靶器官损害。血压升高伴有新的进行性的靶器官功能障碍称为高血压急症,此时多数患者平均动脉血压>140 mmHg并有Ⅲ～Ⅳ级视网膜病变;如果仅有血压升高而不伴有靶器官功能损害,则称为高血压亚急症,但二者有时很难评估,难以截然分开。需要特别指出的是,对于围手术期、妊娠期妇女或某些急性肾小球肾炎儿童,即使血压中度升高,也有可能出现进行性高血压脑病或者子痫并发症。另外,舒张压>140 mmHg和(或)收缩压>220 mmHg,即使没有症状也应按高血压急症对待。高血压急症要求血压在数分钟或数小时内下降以避免或最低程度减少靶器官损害;而高血压亚急症仅表现为血压水平的明显升高,没有靶器官进行性损害的证据,这类患者可以在24 h至数日内使血压得到控制。

二、流行病学

研究显示,在急诊室就诊的高血压急症患者可达3.4%。与亚急症相比,高血压急症多见于老年人,并具有较高的舒张压水平,有报道高血压急症的平均年龄约为66.5岁,并且以傍晚发病率最高。临床上以高血压亚急症更为多见,约占60.4%。高血压急症的预后取决于靶器官损害的程度以及随后血压控制的水平。当血压得到满意控制且患者用药依从性良好时,10年生存率可达70%。

三、病因

高血压危象的具体病因不明确。最常见的原因为慢性原发性高血压患者病程中突然出现血压升高。其中很多患者有不规范的治疗史或者突然停服降压药史。多达23%～56%的高血压危象患者可发现继发性高血压的证据,如肾脏疾病、嗜铬细胞瘤等。

导致高血压危象的常见原因有高血压急性发作、肾脏疾病、药物(可卡因等)、子痫、嗜铬细胞瘤、硬皮病等。常见的诱因有突然停药、情绪激动、过度疲劳、气候变化、吸烟、糖尿病、内分泌功能失调、代谢异常、药物中毒、创伤等。研究发现,高血压危象有糖尿病史者20%,而有吸烟史者则达到25%。高盐敏感阈及女性更易发生高血压危象。家族性自主神经调节异常、手术、甲状腺功能亢进、放疗等为少见的诱因。近来有研究发现,血管紧张素 DD 基因型与高血压危象的发生有关。

四、发病机制

正常自动调节机制失衡以及循环血中缩血管物质突然大量释放导致周围小动脉突然暂时强烈收缩使血压骤然升高,是高血压危象发生过程的典型始动机制。各种有害因素如肾素-血管紧张素系统(RAS)激活、氧化应激、内皮损伤等参与了高血压危象病变进程。升高的血压随后引起血管张力增高、血管内皮损伤、启动小血管内凝血机制、血小板活化、纤维蛋白沉积,致使血管痉挛、狭窄以至闭塞,结果进一步激活释放血管收缩因子,加重高血压危象,形成恶性循环,最终导致靶器官缺血、出血、坏死、功能衰竭等一系列病理生理改变,产生脑卒中、心绞痛、心肾功能不全等严重后果。越来越多的证据表明,RAS 激活在高血压危象的病理机制中起着关键作用,不仅使血管收缩加强,还促进促炎因子 IL-6 的产生,氧化应激使活性氧簇产物(ROS)生成增多。最近的研究显示,高血压危象发生时 S100B 神经蛋白的失调使血脑屏障通透性发生病理性改变,这些因素均参与了高血压危象时终末器官的低灌注、缺血以及功能失调的病理生理过程。

五、临床特征

高血压危象主要包括:脑卒中、高血压脑病、急性心肌梗死、不稳定型心绞痛、急性左心室衰竭伴肺水肿、主动脉夹层、妊娠子痫、急性肾功能不全、嗜铬细胞危象、围手术期高血压等。资料显示,在高血压急诊中,单个器官受损约占83%,2个器官受损约占14%,多个器官(3个以上)受损约占3%。

据报道,高血压急症最常见的器官损伤是脑梗死(24.5%),其次是肺水肿(22.5%)、高血压脑病(16.3%)及充血性心力衰竭(12.0%)。少见的临床表现为颅内出血、主动脉夹层等。靶器官损害的主要临床特征如下。

1.脑卒中

头痛、失语、视野变化、意识改变以及局灶性神经系统损害定位体征如偏瘫等;脑 CT 扫描可进一步鉴别是脑出血或脑缺血。

2.急性左心室衰竭伴肺水肿

端坐呼吸、咳粉红色泡沫痰、双肺湿啰音及心脏奔马律。

3.高血压脑病

主要表现为弥漫性脑功能障碍,伴头痛、恶心、呕吐、烦躁,抽搐甚至意识障碍;眼底改变,如视盘水肿、渗出、出血等。

4.急性冠脉综合征

急性冠脉综合征包括不稳定型心绞痛、ST 段抬高性和非抬高性心肌梗死。表现为胸痛、心悸、大汗、呼吸困难等,心电图有动态变化,心肌损伤标记物(TnⅠ)、心肌酶升高。

5.主动脉夹层

突发胸背部刀割样剧烈疼痛并纵向放射,多数患者血压升高伴有休克表现,四肢脉搏血压不对称,超声心动图、大动脉 CT 或磁共振扫描可发现分离的假腔。

6.急性肾功能不全

少尿、蛋白尿、红细胞及管型等;尿素氮及肌酐水平升高。

7.围手术期高血压

因手术创伤应激,RAS 的激活以及压力感受器功能障碍等引起周围血管阻力增大所致。血压升高的程度取决于患者既往的血压水平以及麻醉、疼痛、紧张等应激刺激的程度。

六、治疗

高血压危象最佳的治疗措施依赖于患者的临床表现,因而临床医师首先要通过询问病史、详细的体格检查以及必要的辅助检查,正确评估高血压危象患者的血压水平以及是否存在心、脑、肾、血管等靶器官损伤,快速作出临床诊断并制定正确的治疗策略,做好这一点至关重要。

高血压急症患者有急骤的血压升高和靶器官损害,所以急诊处理的目的主要是迅速安全的控制血压,阻止器官功能进一步受损。如果血压水平可耐受以及临床情况稳定,在以后 24～48 h 逐步降低血压达到正常水平,也就是说在急诊降压的同时要保证不影响重要组织器官的灌注。特别强调个体化降压治疗方案。

(一)一般处理

去除诱因,让患者安静休息。将患者移至安静的环境中,避免各种诱因刺激。高血压急症的患者应进入急诊抢救室或加强监护室,持续监测血压;酌情使用有效的镇静药以消除患者恐惧心理。

(二)药物治疗

高血压亚急症可给予口服降压治疗。可在 24～48 h 将血压缓慢降至 160/100 mmHg。此后门诊调整降压药剂量至血压达到靶目标。

对于伴有急性进行性靶器官损害的高血压急症患者,需要在监护下使用静脉降压药。有条件者应收入 CCU(ICU)。需要强调的是,必须在严密监护下使血压安全有控制性地下降,降压的幅度和速度应根据患者的基础血压及临床情况而定,不能片面强调快速将血压降至正常水平,理想的血压控制水平是在降压带来的收益和因降压而导致的靶器官严重灌注不足的风险之间寻求平衡。

(三)药物选择

1.乌拉地尔

α 肾上腺素能受体阻断药,通过高选择性阻滞外周血管突触后的 α 受体扩张外周血管;兴奋中枢 5-羟色胺-1A(5-HT1A)受体,抑制延髓心血管中枢的交感神经反馈调节,减少去甲肾上腺素的释放产生中枢降压作用,对阻力血管和容量血管均有扩张作用。对心、脑、肾等重要脏器的血流量无明显影响,对心率影响小。

用法:25 mg 加 10 mL 生理盐水或葡萄糖溶液稀释后 5 min 内缓慢静脉注射,15 min 后可重复应用或总量达 50～75 mg 后,将 25～100 mg 加入 250 mL 液体中以 2～10 μg/(kg·min)静脉输注维持。起效时间 2～5 min,半衰期 2.7 h,20～30 min 达到高峰,是目前治疗高血压急症的首选药物。

2.拉贝洛尔(Labetalol,柳胺苄心定)

兼有 α 及 β 受体阻断作用,对 β 受体的作用比 α 受体强。降低外周血管阻力的同时不降低心排血量,不影响心率,很少通过胎盘。可用于各种类型的高血压急症。

用法:25～100 mg,用 5%～10% 葡萄糖稀释至 20～40 mL,10 min 内缓慢静脉注射,如无效可于 15 min 后重复注射 1 次,或以 1～2 mg/min 的速度持续静脉滴注。

3.艾司洛尔

超短效选择性 β 受体阻滞剂,半衰期 8 min。主要作用于心肌的 β 肾上腺素受体,但大剂量对气管和血管平滑肌的 β 受体也有阻滞作用。可降低正常人运动及静息时的心率,降血压作用与 β 肾上腺素受体阻滞程度呈相关性。

用法:500 μg/kg,1 min 推完,之后按 50～200 μg/(kg·min)维持。1 min 起效,维持 10～20 min。

4.硝普钠

属硝基扩张血管药,在血管平滑肌内代谢产生具有强大的舒张血管平滑肌作用的一氧化氮(NO)。NO 也可激活鸟苷酸环化酶,形成 cCMP 从而扩张血管。但可引起反射性心率增快。适合于高血压合并急性心功能不全、主动脉夹层等。由于降压迅速且可引起体内硫氰酸盐蓄积中毒,目前多数学者已不推荐使用。

用法:避光持续静滴,速度为 10～25 μg/min。半衰期短,停药 2～3 min 降压作用即消失。

5.硝酸甘油

5～10 mg 加入 250～500 mL 葡萄糖液中静滴,5～100 μg/min,2～5 min 起效,根据血压调整速度。长期应用可产生耐受性。目前已不推荐作为治疗高血压危象的一线药物。

6.酚妥拉明

非选择性 α 受体阻滞剂,适用于儿茶酚胺过高的高血压急症,如嗜铬细胞瘤危象。但因其引起反射性心动过速,诱发心绞痛和心肌梗死,故禁用于冠心病患者。

7.尼卡地平

第二代二氢吡啶类钙拮抗剂。其水溶性比硝苯地平强 100 倍。5～15 min 起效,维持 4～6 h。初始剂量 0.5 μg/(kg·min),逐步增加剂量,直至最大推荐剂量 6 μg/(kg·min)或达到血压满意控制。

七、常见类型高血压危象的处理

1.脑卒中

脑卒中发生时血压进一步升高,代偿性改善病灶周围灌注,目前没有证据表明较高的血压使颅内出血加重。除非血压非常高,对于急性脑卒中患者抗高血压药物的使用不作常规推荐。

血压控制标准各国也不完全一样。我国脑血管病防治指南建议脑梗死患者 BP>220/120 mmHg、溶栓前 BP>180/105 mmHg、脑出血患者 BP>200/110 mmHg 时需要降压治疗,若血压未达到上述水平,可密切观察血压而不必急于降压治疗。根据血压水平的严重程度药物可选用乌拉地尔、尼卡地平、ACEI、拉贝洛尔等。

2.高血压脑病

主要表现为血压骤然升高引起的急性可逆性脑功能障碍综合征。首选乌拉地尔、尼莫地平、拉贝洛尔、尼卡地平等,也可用呋塞米降低颅内压,有抽搐时可用地西泮。高血压脑病平均压在 2~3 h 内降低 20%~30%。避免使用有中枢神经系统不良反应的药物,如可乐定、甲基多巴和利血平。

3.急性左心室衰竭伴肺水肿

要求迅速降低左室前后负荷、减少心肌缺血,减轻肺部瘀血。药物可选乌拉地尔或硝普钠,也可使用襻利尿剂(呋塞米),尤其是伴体液潴留的患者,可同时联合使用强心剂。应避免使用具有心肌抑制作用的β受体阻滞剂和钙拮抗剂。

4.急性冠脉综合征

高血压合并冠心病的死亡率是血压正常者的 5 倍。血压宜控制在 140/90 mmHg 以下。可首选β受体阻滞剂、硝酸甘油、长效钙拮抗剂或 ACEI。

5.急性主动脉夹层

血压的快速控制可降低血流对血管壁的切应力,减轻管壁进一步撕裂和夹层的扩大。该类患者需要将 SBP 尽快降至 100~110 mmHg,心率控制在 60~70 次/min。静脉可使用β受体阻滞剂(艾司洛尔或者美托洛尔等)、硝普钠,尼卡地平等,拉贝洛尔兼具α和β受体阻滞剂的作用,更适合用于急性主动脉夹层的降压治疗。

6.急性肾功能不全

对高血压合并肾损害的患者血压应控制在 130/80 mmHg,对有肾脏损害和蛋白尿(>1 g/24 h)的患者血压应控制到 125/75 mmHg。静脉使用非诺多泮、尼卡地平及β受体阻滞剂。

7.子痫

硫酸镁是预防抽搐的传统药物,使用时应注意严密观察呼吸、尿量和膝腱反射。也可静脉注射拉贝洛尔、乌拉地尔、尼卡地平,禁用对胎儿发育有影响的利血平、ACEI、ARB 等。

8.围手术期高血压

这类高血压急诊有一定自限性,静脉使用降压药物但应防止过度降压产生低血压。常用的静脉降压制剂有:硝普钠、艾司洛尔、乌拉地尔、尼卡地平、拉贝洛尔等。

9.嗜铬细胞瘤

嗜铬细胞瘤主要表现为血中儿茶酚胺水平的升高,可静脉使用酚妥拉明或拉贝洛尔。

高血压危象是具有潜在生命威胁的心血管急危重症之一。充分认识和寻找靶器官损害的证据有助于医师尽快地采取有效治疗措施。现有许多口服和静脉降压制剂均可使血压得到安全有效控制。随着新药的不断产生,传统药物如硝普钠、硝苯地平等已逐渐少用。尼卡地平、非诺多泮、艾司洛尔等降压效果肯定、不良反应小,已逐渐广泛应用于临床。

第二节　原发性高血压

一、概述

原发性高血压(EH)是一种以体循环动脉压升高为主要临床表现而病因未明的独立性疾病,占所有高血压90%以上。美国血液学学会(ASH)将高血压定义为:高血压是由多种复杂和相关因素引起的处于不断进展状态的心血管综合征,在血压持续升高以前即有早期标志物出现,其发展过程与心血管功能和结构的异常密切相关,最终导致心脏、肾脏、大脑、血管和其他器官的损害。近年来,有关高血压的临床研究为高血压的治疗积累了大量循证医学证据。因此,用循证医学结果指导临床科学控制血压,早期干预各种危险因素,改善糖、脂代谢紊乱,预防和逆转靶器官的不良重塑已成为防治高血压的重要途径。

二、流行病学

高血压是心血管疾病中常见的疾病之一。我国南北方省市的自然人群调查显示,高血压总患病率为27.86%,且北方多于南方。血压升高使脑卒中、冠心病事件、终末期肾病的风险显著增加。高血压是脑卒中的最重要危险因素。资料显示,高血压患者的死亡率比无高血压者高48%。高血压已经成为危害人类健康的主要疾病之一。

三、病因和发病机制

(一)病因

高血压是一种多因素多基因联合作用而导致的疾病,其具体发病原因并不十分明确。研究发现,父母均患高血压,其子女高血压发生率可达46%,父母中一人患高血压,子女高血压发生率为28%,显示高血压与遗传因素有关。不良生活方式如膳食过多的钠盐、脂肪,以及缺少体力活动、长期精神紧张、吸烟、过量饮酒均可引发高血压。资料表明,每天摄入食盐增加2 g,则收缩压和舒张压分别升高2.0 mmHg及1.2 mmHg。男性持续饮酒者比不饮酒者4年内高血压发生危险增加40%。年龄、性别及肥胖也与高血压密切相关。另外,糖尿病和胰岛素抵抗也是高血压的重要危险因素,据WHO资料,糖尿病患者中高血压的患病率为20%~40%。近来研究发现,炎症及细胞因子、氧化应激、睡眠呼吸暂停等均是高血压发病的重要原因。

(二)发病机制

高血压的发病机制较为复杂。心排血量升高、交感神经过度兴奋、肾素分泌过多、血管内皮细胞分泌过多内皮素等是高血压的传统发病机制,其中RAS的过度激活起着至关重要的作用。这些因素通过中枢神经和交感神经系统功能亢进、肾脏水钠潴留、离子转运异常、血管内皮细胞功能异常、胰岛素抵抗等环节促使动脉内皮反复痉挛缺氧,不能承受血管内压力而被分开,血浆蛋白渗入,中膜平滑肌细胞肥大和增生,中膜内胶原、弹性纤维及蛋白多糖增加,最后导致血管的结构和功能发生改变,即血管重塑。因此,外周血管重塑、顺应性下降、血管阻力增加是高血压的主要病理生理表现。随着病情的进一步发展,血压不断升高,最终导致心脏、大脑、肾脏及眼底等靶器官循环障碍、功能受损。

四、诊断

(一)血压水平

《中国高血压防治指南》将血压分为正常、正常高值及高血压三类。高血压诊断标准采用国际公认标准,即在未用抗高血压药情况下,收缩压≥140 mmHg 和(或)舒张压≥90 mmHg。由于血压水平与心血管发病危险之间的关系呈连续性特点,各国在血压水平定义上也不完全一样。《中国高血压防治指南》将血压 120～139/80～89 mmHg 定为正常高值,该人群 10 年中心血管发病危险较<110/75 mmHg 水平者增加约 1 倍以上。收缩压≥140 mmHg 和舒张压<90 mmHg 单列为单纯性收缩期高血压。

(二)危险分层

根据高血压危险因素、靶器官的损害程度及血压水平对患者进行危险分层及风险评估。《欧洲高血压指南》强调"高血压诊断分类中要综合考虑总体心血管危险的重要性",认为高血压的治疗与预后不单纯取决于血压升高水平,同时也取决于总体心血管危险,并提出临床上应更加关注亚临床靶器官损害。包括颈动脉增厚(IMT>0.9 mm)或斑块形成、颈股动脉脉搏波速率>12 m/s、踝臂血压指数<0.9、轻度血肌酐升高(男 1.3～1.5 mg/dL,女 1.2～1.4 mg/dL)、肾小球滤过率或肌酐清除率降低、微量白蛋白尿(30～300 mg/24 h)等。虽然亚临床靶器官损害常常无明显临床表现,但与预后密切相关,研究表明纠正上述亚临床损害可降低患者的心血管病发病率与死亡率。

五、治疗

(一)治疗原则

降压治疗的最终目的是降低患者心血管总体危险水平,减少靶器官的损害,进而最大程度改善患者的预后。

降压目标:《中国高血压防治指南》建议,普通高血压患者血压降至<140/90 mmHg;老年人收缩压降至<150 mmHg,如能耐受,还可进一步降低;年轻人或糖尿病及肾病患者降至<130/80 mmHg;糖尿病患者尿蛋白排泄量如达到 1 g/24 h,血压控制则应低于 125/75 mmHg。将血压降低到目标水平可以显著降低心脑血管并发症的风险。但在达到上述治疗目标后,进一步降低血压是否仍能获益,目前尚不确定。有研究显示,将老年糖尿病患者或冠心病患者的舒张压降低到 60 mmHg 以下时,可能会增加心血管事件的风险。

1.非药物治疗

非药物治疗主要是进行生活方式的干预。资料显示,进行生活方式干预可有效预防和控制高血压,降低心血管风险,并且可提高降压药的效果。《中国高血压防治指南》认为血压在正常高值时,就应进行早期干预。非药物治疗措施包括减轻体重,减少钠盐及脂肪摄入,多吃水果和蔬菜,限制饮酒、戒烟、减轻精神压力,适当有氧运动等。低脂饮食不仅可使血脂水平降低,还可以延缓动脉粥样硬化的进程。WHO 建议每人每日食盐量不超过 6 g,建议高血压患者饮酒越少越好。目前非药物治疗已成为高血压防治必不可少的有效手段。

2.药物治疗

大量的临床试验研究证实,降压治疗的主要收益来自降压本身,且血压降低的幅度与心血管事件的发生率直接相关。因此,进行非药物治疗的同时,还要进行药物降压治疗。其用药原则为早期、长期、联合、用药个体化。目前常用于降压的药物主要有以下 5 类,即利尿剂、β 受体阻滞剂、血管紧张素转换酶抑制剂(ACEI)、血管紧张素 Ⅱ 受体阻滞剂(ARB)、钙拮抗剂。

(1)利尿剂:利尿剂用于高血压的治疗已有半个世纪了。多年来的临床经验证明,无论单用或联合使用都能有效降压并减少心血管事件危险,是抗高血压的常用一线药物之一。传统复方降压制剂如复方降压片、北京降压 0 号以及海捷亚等均含有利尿剂。但随着 ACEI、ARB 以及长效 CCB 等新药的开发,加之长期使用利尿剂所带来的糖脂代谢异常不良反应,使利尿剂在高血压中的地位也经受过考验。降压试验 ALLHAT 显示,利尿剂氯噻酮在减少主要终点事件(致死性冠心病和非致死性心肌梗死发生率)上与 CCB 氨氯地平或 ACEI 赖诺普利无差别,但在减少两个次要终点(脑卒中和联合的心血管事件)上利尿剂优于赖诺普利,而且氯噻酮组心衰发生率较氨氯地平组低 38%,较 ACEI 组低 19%,卒中发生率减少 15%。利尿剂减少心衰及卒中发生率的作用在 CONVINCE 及 HYVET 试验中也得到证实。HYVET 研究显示,在收缩压 160 mmHg 以上的高龄老年(80 岁)高血压患者中进行降压治疗,采用缓释吲哒帕胺 1.5 mg/d 可减少脑卒中及死亡危险。但 ALLHAT 试验发现氯噻酮组的新发糖尿病的发生率为 11.6%,明显高于赖诺普利组或氨氯地平组。后来的 ASCOT-BPLA 的研究也证实,利尿剂与 β 受体阻滞剂搭配使用,全因死亡率比 CCB 和 ACEI 高 11%,新发生的糖尿病的比率大于 30%,提示利尿剂与 β 受体阻滞剂合用时有更大的副作用。

但是另外一些大规模临床试验(SHEP、STOP 和 MRC)证实,利尿剂与其他降压药一样不仅具有良好的降压效果,而且小剂量对糖、脂肪、电解质代谢无不良影响,其相关不良反应呈剂量依赖性。小剂量利尿剂在预防心血管病方面比其他抗高血压药更为有效,基于大量的临床试验证据,将噻嗪类利尿剂作为降压的首选药物,并提出大多数患者需首选利尿剂或以其作为联合用药的基础。《中国高血压防治指南》也将利尿剂作为一线和基础用药,适用于轻中度高血压患者、老年人单纯收缩期高血压、肥胖及高血压合并心力衰竭的患者。慎用于有糖耐量降低或糖尿病、高血脂、高尿酸、痛风以及代谢综合征的患者,特别注意不要与 β 受体阻滞剂联合使用。

(2)ACEI:ACEI 用于治疗高血压始于 20 世纪 80 年代。通过抑制 RAS、减少 Ang Ⅱ 的生成及醛固酮分泌、增加缓激肽及前列腺素释放等机制降低血压。ACEI 在高血压的治疗中疗效明确,作用肯定。CAPPP 和 ALLHAT 试验发现,ACEI、利尿剂或 CCB 长期治疗能同等程度地降低主要终点事件和死亡率。BPLTTC 的汇总分析表明,使用 ACEI 治疗使高血压患者的脑卒中发生率降低 28%、冠心病事件减少 20%、心力衰竭减少 18%、主要心血管病事件减少 22%、心血管病死亡率降低 20%、总死亡率降低 18%。

大量循证医学证据也证实,ACEI 具有很好的靶器官保护作用,如 SOLVD、CONSENSUS 及 V-HeFT Ⅱ 试验证实 ACEI 能显著降低心力衰竭的总死亡率。SAVE、AIRE 及 TRACE 均证实,ACEI 不仅使心肌梗死患者的死亡率显著降低且能防止心肌梗死复发。HOPE、ANBP2

发现,ACEI 对冠心病高危人群预防干预中有重要作用。ALLHAT 试验中 ACEI 显著减少新发糖尿病风险。PROCRESS 证实,脑卒中后无论患者血压是否升高,ACEI 与利尿剂合用有益于预防脑卒中复发。BENEDICT 研究结果显示,ACEI 单独应用也能够预防和减少 2 型糖尿病时微量白蛋白尿的发生。AIPRI 及 ESBARI 研究均证明贝那普利对肾功能有很好的保护作用。

基于大量的循证医学证据,ACEI 拥有心力衰竭、心肌梗死后、冠心病高危因素、糖尿病、慢性肾病、预防中风复发 6 个强适应证。ACEI 可以与多种降压药组合使用,与利尿剂搭配可增加降压疗效,降低不良反应。ADVANCE 研究结果显示,在糖尿病患者中采用低剂量培哚普利(2～4 mg)/吲哒帕胺(0.625～1.25 mg)复方制剂进行降压治疗,可降低大血管和微血管联合终点事件 9%。ASCOT-BPLA、INVEST 显示,ACEI 和钙拮抗剂组合使总死亡率、心血管病死亡率、脑卒中及新发生糖尿病均显著降低,被誉为最合理组合。我国指南将其作为一线和基础降压用药。其用法注意从小剂量开始,逐渐加量以防首剂低血压。

(3)ARB:ARB 在心血管药物治疗领域得到迅速发展。它能阻断 RAS 的 AT1 受体,降低外周血管阻力,抑制反射性交感激活及增强水钠排泄,改善胰岛素抵抗和减少尿蛋白,其降压平稳而持久,长期应用耐受性好。在 LIFE 研究中,ARB 氯沙坦与 β 受体阻滞剂阿替洛尔降压效果相似,但前者可使高血压伴左室肥厚的患者心血管事件发生率显著降低 13%,卒中发生率降低 25%,新发糖尿病的危险进一步下降 25%。SCOPE 研究发现,老年高血压患者使用 ARB 坎地沙坦的降压效果优于对照组,同时该药显著减少非致死性卒中的发生。MOSES 证实高血压合并脑血管病史的患者,ARB 依普沙坦较尼群地平更能显著减少心血管事件和再发卒中的发生。

虽然 VALUE 试验未显示出缬沙坦用于高危高血压治疗的总体心脏预后优于氨氯地平,但发现前者比后者心力衰竭发生率显著降低 19%,新发糖尿病显著减少 23%。IRMA2 及 IDNT 提示 ARB 能降低 2 型糖尿病患者患肾病的风险,其效应与降压无关。JIKEIHEART 研究认为,高血压合并冠心病、心衰、糖尿病等高危因素的患者加用 ARB 缬沙坦,不但增强降压效果,而且卒中发生率较对照组显著降低 40%,充分说明 ARB 在抗高血压的同时具有超越降压以外的心脑血管保护作用。HJ-CREATE 结果显示,合并高血压的冠心病患者应用 ARB 与应用 ACEI 相比,两者对心血管事件的复合终点的影响相似,但前者在预防新发糖尿病及保护肾功能方面具有更多优势,推测合并高血压的冠心病患者可能更适于应用 ARB 类药物治疗。但这方面的证据目前尚不多。建议不能耐受 ACEI 者可选用 ARB。ONTARGET 试验提示,ARB 或 ACEI 等治疗心血管高危人群(冠心病、脑卒中、周围血管病、伴靶器官损害的糖尿病),可预防心血管事件的发生。

(4)CCB:CCB 用于治疗高血压已有多年的历史。常用的抗高血压药代表药为硝苯地平,现已发展到第三代氨氯地平。大量研究证实,CCB 的降压幅度与利尿剂、ACEI、β 受体阻滞剂及 ARB 相似。ALLHAT 试验发现,与赖诺普利组相比,氨氯地平组致死性与非致死性脑卒中发生率显著下降 23%,我国 FEVER 研究证实,CCB 与利尿剂联用可进一步降低脑卒中事件。PREVENT、CAMELOT 以及 IDNT 的结果表明,氨氯地平在平均降低收缩压 5 mmHg 的情况下,可使心肌梗死危险下降 31%。VALUE 与 IDNT 的研究提示氨氯地平在预防卒中及冠心病、心肌梗死方面均显著优于 ARB。虽然在预防新发糖尿病风险方面,VALUE、IDNT 及 ALLHAT 证实 CCB 不及 ARB,但在 HOT 和 ALLHAT 研究中证实,长效 CCB 在糖尿病高血压患者中应用具有很好的安全性和有效性,降压的同时能延缓或阻止肾功能损害进展。CHIEF 研究阶段报告表明,初始用小剂量氨氯地平与替米沙坦或复方阿米洛利联合治疗,可明显降低高血压患者的血压水平,高血压的控制率可达 80% 左右,提示以钙通道阻断剂为基础的联合治疗方案是我国高血压患者的优化降压方案之一,其适应证为老年高血压、单纯收缩期高血压、高血压合并心绞痛、外周血管病、颈动脉粥样硬化及妊娠等。

(5)β 受体阻滞剂:β 受体阻滞剂通过对抗交感神经系统的过度激活、减轻儿茶酚胺的心脏毒性、减慢心率、抑制 RAS 的激活等发挥降压、抗心肌重构、预防猝死的作用。多年来一直作为一线降压药物使用。随着有关 β 受体阻滞剂临床试验的开展,其临床地位也备受争议。

LIFE 研究发现,氯沙坦组比阿替洛尔组新发生的糖尿病减少 25%。在高危的糖尿病亚组中结果更为显著,氯沙坦组的主要终点比阿替洛尔组减少 24.5%,总病死率减少 39%。在 ASCOT 试验中也证实,β 受体阻滞剂/利尿剂组合效果不及 CCB/ACEI 组合,并证明使用 β 受体阻滞剂可以显著增加新发糖尿病的风险。我国指南指出,β 受体阻滞剂与其他几类降压药物一样可以作为降压治疗的起始用药和维持用药,特别适用于伴有冠心病心绞痛、心肌梗死、快速心律失常、心功能不全、β 受体功能亢进等患者,但因其对脂类和糖类代谢的不良影响,不主张与利尿剂联合使用。β 受体阻滞剂使用也应从小剂量开始,逐渐加大至最大耐受量。

3.调脂治疗

我国高血压患者有 30%～50% 的患者伴有高脂血症。血清总胆固醇水平升高,对高血压病患者的冠心病危险起协同增加作用。虽然在 ALLHAT 中加用普伐他汀治疗没有显现出较大优势,但 ASCOT 研究表明,CCB(氨氯地平)组加用阿托伐他汀使冠心病事件降低了 53%,而在 β 受体阻滞剂(阿替洛尔)治疗组中,则只减少了 16%。表明氨氯地平与阿托伐他汀联用在预防冠心病事件上存在明显的协同作用,提示对伴有高血脂的高血压患者,配合调脂治疗获益更大。REVERSAL、IDEAL 和 ASTEROID 均证明,强化降脂可以实现动脉粥样斑块的逆转。他汀类药物除降脂外,还与其降脂外作用如抗炎、抗氧化、内皮修复等有关,它能直接抑制血管壁和肝脏中的胆固醇生成,稳定或逆转动脉粥样硬化斑块,并最终降低临床心血管事件的发生率。目前普遍认为,降压的同时给予调脂治疗是降压治疗的新策略。

4.抗血小板治疗

阿司匹林抑制血小板聚集抗血栓的特性使其在心血管疾病预防中具有重要地位。目前已常规用于冠心病二级预防。以前由于抑制血小板聚集导致脑出血的危险性增加,多年来人们一直谨慎用于高血压患者。近年来的大量临床试验证实,对于既往有心脏事件史或心血管高危患者,抗血小板治疗可降低脑卒中和心肌梗死的危险。小剂量阿司匹林的应用使主要的心血管事件减少 15%,心肌梗死发生危险降低 36%,且对脑卒中和致死性出血的发生率无影响。CHA-RISMA 结果显示,对于心血管事件高危患者(一级预防)和心血管疾病患者(二级预防),单纯阿司匹林组疗效和氯吡格雷加阿司匹林组相比主要疗效终点(心肌梗死、卒中和心血管性死亡)无显著性差异,但氯吡格雷组出血并发症发生率显著高于阿司匹林组,进一步确定阿司匹林在心血管事件一级、二级预防中长期应用的基石地位。我国指南指出,小剂量阿司匹林对 50 岁以上、血清肌酐中度升高或 10 年总心血管危险≥20％的高血压患者有益,建议对高血压伴缺血性血管病或心血管高危因素者血压控制后可给予小剂量阿司匹林。推荐 100 mg/d(75～150 mg)阿司匹林为长期使用的最佳剂量。

5.基因治疗

高血压是一种多基因遗传性疾病,是某些基因结构及表达异常的结果,具有家族聚集倾向且药物控制并不十分满意,所以研究者们试图从基因水平探索新的防治方法。与降压药物相比,基因治疗特异性强、降压效果稳定、持续时间长、毒副作用小,有望从根本上控制具有家族遗传倾向的高血压。

第三节　老年高血压

老年高血压是威胁老年人健康和生命的主要疾病之一。流行病学调查资料显示,我国老年高血压的患病率高达 40％～60％,已成为我国老年人群心脑血管病发病、死亡最重要的危险因素。由于老年人高血压在发病学、临床表现及诊断治疗等方面都有与非老年人不同之处,了解和掌握这些特点,将有助于提高老年人高血压的诊疗水平。

一、老年高血压的定义

老年是一个生物学分界概念,目前我国将 60 岁或以上者列为老年人范畴。老年高血压系指年龄≥60 岁,通过 3 次非同日血压测量,收缩压≥140 mmHg 和(或)舒张压≥90 mmHg 者。若收缩压≥140 mmHg,而舒张压＜90 mmHg,称单纯收缩期高血压(ISH),多在老年期发病;收缩压和舒张压均升高,称混合型高血压,多由中年高血压延续而来。

二、老年高血压的流行病学特点

(一)患病率高

我国高血压抽样调查资料显示:非老年人高血压患病率为 13.6％,≥60 岁人群的高血压患病率是 40.4％,这表明老年人高血压患病率明显高于非老年人。目前我国老年人高血压患者人数仍在继续增加,增加的主要原因有:①我国人口老龄化不断发展;②我国老年人高血压患病率呈增加趋势。我国庞大的老年人高血压患者数使国家医疗资源以及心脑血管病的防治工作面临严峻挑战。

(二)地区及性别差异

老年人高血压患病率的地区差别未显现"北高南低"的特点;老年女性高血压患病率接近甚至超过男性,但≥80 岁老年人这种性别差异在缩小。

三、老年高血压的临床特点

(一)单纯收缩期高血压多见

研究报道显示,在老年高血压患者中,单纯收缩期高血压(ISH)占 47.4%～74.8%,这是老年高血压的一个显著特征。并且随着年龄增长,ISH 逐渐增多,而混合型高血压减少。老年人 ISH 主要是大动脉粥样硬化使其顺应性降低所致。研究表明,大动脉顺应性降低 35%,可使收缩压升高 25 mmHg,舒张压下降 12 mmHg。由于收缩压比舒张压更准确地预测心血管事件的发生,临床更应重视 ISH 的治疗。

(二)脉压增大

老年人 ISH 患者由于大动脉顺应性降低,心室射血时不能有效缓冲主动脉内压力升高而引起收缩压升高,同时心室舒张时又无足够弹性回缩而导致舒张压降低或不变,最终造成脉压升高,这是老年人 ISH 的另一特征。脉压反映了血液循环的波动性,是衡量大动脉僵硬程度的可靠指标。脉压升高是老年人心血管事件发生和死亡的独立危险因子,其预测价值大于收缩压和舒张压。脉压≥65 mmHg 时,心血管病、脑卒中及周围血管病的发生率明显升高。脉压每升高 10 mmHg,冠心病发生率增高 36%,脑卒中增高 11%,总病死率增高 16%。最近研究表明,<50 岁组舒张压仍然是发生心血管事件最强的预测因子;50～59 岁舒张压、收缩压和脉压在心血管事件的预测价值相似;而≥60 岁老年人脉压是心血管事件最重要的预测因子,且几乎都伴有收缩压升高。对老年人而言,脉压和收缩压已经取代了舒张压,成为预测心血管事件最重要的指标。

(三)血压波动大

随着年龄增长,压力感受器敏感性降低,血压调节功能减退,致使老年高血压患者的血压波动范围明显大于非老年人,尤以女性、收缩压为甚。主要影响因素有:①进食。老年高血压患者餐后低血压发生率为 48.9%,住院老年患者高达 78.5%。多发生于早餐后 20～80 min,一般血压下降 20～40/10～25 mmHg,高碳水化合物饮食后明显。其机制可能与餐后内脏血液灌注增加、压力感受器敏感性降低及餐后交感神经张力不足有关。②体位。老年高血压患者从蹲位、卧位快速变为坐位、直立位可发生直立性低血压,重者可下降 80/30 mmHg,而且恢复时间比非老年人长,主要与老年患者压力感受器敏感性降低有关。③昼夜。一般老年患者高血压昼夜节律未发生明显变化,但一天内血压可波动 40/20 mmHg,个别达 90/40 mmHg,易误为嗜铬细胞瘤。④季节。1/3 老年患者血压呈季节性变化,一年内收缩压可波动(61±36)mmHg,通常是夏季低、冬季高。老年人血压波动范围大,不仅影响了血压总体水平和治疗效果的评价,而且药物选择时需特别谨慎。

(四)并发症多且严重

老年高血压患者的并发症发生率为 40%,明显高于非老年人(20.4%)。随着病情进展,血压持续升高,造成靶器官损害,最终导致各种并发症。①与高血压本身有关的并发症:心力衰竭、脑出血、高血压脑病、肾小动脉硬化、肾衰竭、主动脉夹层。②与加速动脉粥样硬化有关:冠心病、一过性脑缺血发作、脑梗死、肾动脉狭窄、周围血管病。这些并发症的发生与血压密切相关,收缩压升高 10～12 mmHg 或舒张压升高 5～6 mmHg,脑卒中的危险就增加 35%～40%,

急性冠状动脉综合征增加 20%～25%。与正常血压者比较,老年高血压患者心衰发生率高 2 倍、冠心病发生率高 3 倍。

(五)"白大衣高血压"多见

白大衣高血压是指患者仅在诊室内测得血压升高而诊室外血压正常的现象,又称"诊所高血压"。原发性高血压中"白大衣高血压"约占 20%,这种现象在老年收缩期高血压患者中更为多见,约 42% 的老年收缩期高血压患者的动态血压监测是正常的。老年人血管顺应性下降,紧张等应激反应引起的收缩压反应性升高增大,并且血压波动增大也使压力感受器的敏感性下降,从而更易出现"白大衣现象"。女性 ISH 的发病率比男性高 43%,可能与女性中"白大衣现象"更多见有关。24 小时动态血压监测可鉴别"白大衣现象"。

(六)假性高血压多见

老年高血压患者还存在假性高血压(PHT)的问题。有关老年人假性高血压,国内外的报道基本一致,其检出率约为 50%。假性高血压是指常规袖带测压法所测得的血压高于通过动脉穿刺而直接测得的血压值。多数学者认为如果袖带测压所测收缩压和(或)舒张压分别高于直接测压所测收缩压和(或)舒张压 10 mmHg 即可诊断为 PHT。临床上 PHT 包括 3 种不同的情况:①直接测压完全正常,但袖带测压高于正常,此为单纯 PHT。②直接测压高于正常,但袖带测压更高,PHT 的出现并不能排除真正的高血压,此为 PHT 现象。③直接测压完全正常,袖带测压亦正常,但后者比前者高 10 mmHg 以上,亦为 PHT 现象。但我们通常所说的 PHT 指前两种情况。

老年人假性高血压与动脉硬化有关,在某种程度上反映了动脉硬化的程度。如果发现老年人血压的读数高,但无靶器官受累,周围血管触诊时缺乏弹性感,应高度怀疑 PHT。

其临床意义在于:如果血压正常的老年人存在 PHT 现象,药物降压治疗可能会带来严重的不良反应;而老年高血压患者如果存在 PHT 现象,则会过高地估计其高血压的严重程度,并可能导致过度治疗。

(七)治疗难度大

经过系统药物治疗而未达标患者中,老年人占 68%,提示老年人高血压比非老年人治疗难度大。在老年患者,未达标者占 58%,绝大多数为 ISH。联合用药能使收缩压和舒张压达标者分别为 60% 和 90%,表明收缩压控制更难。与舒张压比较,收缩压又是更为重要的危险因素。老年人高血压常与糖尿病、高脂血症、动脉粥样硬化、前列腺增生、肾功能不全等疾病共存。这些疾病相互影响,使老年高血压的治疗变得复杂。

(八)病死率较高

大多数由靶器官受损引起严重并发症所致。如脑血管意外、冠心病心肌梗死、心力衰竭及肾衰竭而死亡。

四、老年高血压诊断特点

(一)定期测压

老年高血压患者通常在靶器官出现损害之前很长时间没有任何症状,对老年人特别是有高血压家族史者,应定期测量血压,有利于早期诊断。

（二）区分真假

老年人假性高血压的检出率可高达 50%。在诊断老年人高血压时,是真性高血压还是假性高血压,必须给予充分重视。假性高血压是指常规袖带测压法所测得的血压高于通过动脉穿刺而直接测得的血压值。若发现血压较高,临床上既无症状又无靶器官损害的证据,应高度怀疑假性高血压的可能。确诊假性高血压要依据动脉内直接测压。

（三）明确病因

在诊断老年高血压时,必须排除继发性高血压。首先,重点排除肾动脉粥样硬化性狭窄,因为该病在老年人相对常见,占终末期肾病的 5%～15%,同时双侧肾动脉粥样硬化性狭窄是转换酶抑制（ACEI）的绝对禁忌证,治疗前必须明确。老年人如出现难治性高血压和（或）原因不明的进行性氮质血症,提示本病的可能。由于造影剂可加重老年人的肾损害、诱发急性肾衰,应做超声、MRI、螺旋 CT 及肾图等无创检查确诊。其次,老年人过量饮酒和使用非甾体抗炎药亦可导致继发性高血压,且常常被忽略,宜在病史询问中明确。其他鉴别内容与非老年人相同。

（四）评估病情

随着年龄的增长,老年人不仅高血压患病率增加,同时合并其他心脑血管病危险因素（例如肥胖、血脂异常、糖尿病等）或靶器官损害的情况也增加。应按照《中国高血压防治指南》,根据血压水平、心血管病危险因素、靶器官损害、并存临床情况及血压波动情况等资料,进行危险性分层,以便评估病情和指导治疗。对于老年高血压患者更应从以下三个方面进行评估考虑:一是高血压水平的评估;二是靶器官受损情况的评估;三是危险因素合并存在与否,并进行危险度的评估。

五、老年高血压的治疗特点

老年人高血压降压治疗的总目的是降低外周血管阻力,防止或减少心脑血管及肾脏并发症,同时避免直立性低血压及药物性低血压等危险,降低死亡率和病残率,改善患者生活质量,延长患者寿命。

（一）老年高血压降压目标值

就降压目标值而言,一般人群应<140/90 mmHg,伴糖尿病或肾病者<130/80 mmHg。危险越高的人群,血压达标越重要。只有将血压降至目标水平(高血压患者<140/90 mmHg,高血压合并糖尿病的患者<130/80 mmHg,肾功能受损蛋白尿<1 g/d 者<130/85 mmHg,肾功能受损蛋白尿>1 g/d 者<125/75 mmHg),才能达到延缓、防止或逆转靶器官损害,减少心血管事件及降低病死率,提高生活质量的目的。由于多数老年人经联合用药后也难以达到收缩压<140 mmHg,同时老年患者具有病程长、衰老程度重、动脉粥样硬化明显、靶器官损害严重等特点,《中国高血压防治指南》提出了老年人收缩压目标值<150 mmHg,而一般人群<140/90 mmHg,表明老年人目标值不同于非老年人,可能更符合老年人的临床实际。

单纯收缩期高血压是老年高血压的一种常见的特殊类型,表现为高收缩压、正常或低舒张压。当舒张压低于维持重要器官的灌注所需水平时,心血管病危险性增加,因此,老年单纯收缩期高血压在采取积极降压治疗的同时,不能使已经降低的舒张压进一步下降。当舒张压<65 mmHg 时可能是影响冠状动脉灌注的不良因素,目前主张单纯收缩期高血压的舒张压不

能＜65 mmHg。因此,老年单纯收缩期高血压的治疗有两个血压目标值,即收缩压＜150 mmHg和舒张压≥65 mmHg。这不仅是与非老年人不同之处,而且增加了治疗难度,因为现有降压药对收缩压和舒张压都有降低作用。

老年人常有多种疾病同时存在,不同的疾病有不同的病理生理变化,降压目标值也有所不同。伴有糖尿病或肾病者血压控制的目标值是＜130/80 mmHg,因为这能更有效地防止病情进展和降低心血管疾病发生的危险性。脑卒中急性期因交感神经兴奋、脑血管自动调节机制受损以及高颅压、焦虑、膀胱充盈等因素影响,导致血压升高(脑出血高于脑梗死),通常在1周后降低。如果此阶段过度降压,有可能加重脑缺血,导致更严重的后果。因此,在急性期,血压控制的目标值相对放宽,即脑梗死为160～180/90～105 mmHg,而脑出血为150～160/90～100 mmHg。无论脑出血还是脑梗死,一旦病情稳定,应逐步恢复降压治疗,并逐渐将血压控制在150/90 mmHg以下。颈动脉粥样硬化常导致颈动脉狭窄,影响脑供血。因此,颈动脉狭窄的程度和范围也影响降压治疗的目标值。单侧颈动脉狭窄≥70%,收缩压目标值为130～150 mmHg;双侧颈动脉狭窄≥70%,收缩压应＞150 mmHg。

(二)降压速度宜缓慢,避免血压大幅度波动

老年人由于压力感受器的损害,对血压过大的波动难以作出迅速而准确的调节,不能耐受短时间内大幅度的降压,否则容易发生重要器官供血不足,加重靶器官损害。因此,老年人的降压速度比非老年人缓慢。在非紧急情况下,降压药应从小剂量开始、逐渐增量,60～79岁老年人可在3个月内达到血压目标值,≥80岁老年人达标时间更长,数月甚至1～2年。如血压＞180 mmHg时,先将血压降至160 mmHg以下,如血压在160～179 mmHg先降低20 mmHg,如能耐受,再逐步降低些,最好降至血压目标值。对于急症高血压的治疗,要求非老年人平均血压在24小时内降低20 mmHg,而老年人只需降低10～20 mmHg,然后缓慢降压。总之,老年人降压治疗特别强调平稳降压。

老年患者对药物代谢、药物清除率均降低,血压的波动性大是常见现象,故对老年患者,尤其体质较弱者,不力求快速、立即将血压降到正常,可采用动态血压监测,家庭血压监测和医院血压测量相结合的方式确定血压的特性(是勺型、非勺型及凌晨高血压),随时调整治疗方案。在减少血压波动方面,尽可能选择不良反应小、服用方便、能持续24小时作用的长效制剂药物。

老年高血压患者用降压药发生直立性低血压较多,因此,老年高血压不宜采用大剂量利尿剂、神经节阻滞剂、α受体阻滞剂及肼屈嗪(肼苯达嗪)等药物或静脉血管扩张药,也不宜使用使血容量明显减少的药物或降压药加量太快。

(三)纠正可逆性危险因素

高血压的主要治疗目标是最大限度地降低心血管病致残、致死的危险性,这不仅要积极降压,而且要全面纠正可逆性危险因素(如吸烟、高脂血症或糖尿病等)和正确处理并存的临床情况。

(四)老年高血压的非药物治疗

近年来高血压治疗的重要进展之一是重视非药物治疗,包括低盐、减重、戒烟、限酒及运动等,这些措施的落实对控制和稳定血压十分重要,是药物治疗的基础,现已成为治疗各级高血压的基本方法。如果老年人肥胖,合并糖尿病者,应限制热量,使体重控制在合适水平,膳食应减

少总热量,强调低盐低脂饮食,钠盐每日限制在 5 g 以下,并应限制碳水化合物的摄入,同时注意补钾补钙。适当增加蛋白质,尤其是增加牛奶、豆类、海鱼、海藻类食品及纤维素食品的摄入。提倡必要的活动和适当的体育锻炼,限制饮酒,提倡戒烟,并应定期进行健康检查,及早发现与防治相关的疾病。研究表明超重、饮酒、高钠饮食是高血压的三大危险因素。超重与血压水平呈正相关,但未见有年龄上差异。饮酒量越大血压越高,老年人比非老年人更加突出。老年人对钠很敏感,钠摄入量与血压呈正相关,钠摄入量每增加 100 mmol,血压相应升高 4/2 mmHg,而且钠的升压作用是随增龄而增强。这表明饮酒和高钠饮食对老年人的危害性比非老年人大,若采取积极干预措施(戒酒、低钠)后,其疗效也比非老年人更明显。老年人低钠饮食的疗效相当于利尿剂的一半,而且能减少降压药的用量,从而降低药物的不良反应。有研究表明,单纯的限钠、运动、减肥方案能使老年高血压降低 6/5 mmHg。

老年人情绪最易波动,它是影响血压的一个重要因素。因此,在治疗老年高血压时,应尽量减少或消除引起血压波动的情绪因素,如焦虑、生气等。为老年人营造一个适合的生活环境和作息制度,鼓励老年人适当地做一些力所能及的社会活动和体育运动,这样不但有利于高血压治疗,而且也能使晚年生活更加充实,有利于延年益寿。

(五)老年高血压药物治疗

根据高血压危险分层的结果,建议老年高血压低危患者,首先应生活方式干预数月,无改善者可考虑开始药物干预;中危患者在强化性生活方式干预数周后如无效,可予药物治疗;对高危和很高危者应立即启动降血压药物治疗。在临床药物治疗中,对于高危和很高危患者,可以考虑一开始启动两种药物联合治疗的方案,以保证患者的最大获益和安全。老年人药物降压治疗应遵循以下原则。

1.个体化选药

个体化原则对治疗高血压具有普遍意义,而对老年高血压患者则尤为重要。老年人个体差异很大,体力和健康状况大不相同,往往合并有不同的其他疾病。用药时应针对个人病情,采取疗效较好、不良反应最少的药物,做到用药个体化。药物选择要考虑三方面因素:①老年人病理改变。如血压水平和类型、危险因素、靶器官损害及并存疾病等。治疗前应正确评估病情,合理选择治疗药物。如单纯收缩期高血压首选利尿剂和二氢吡啶类钙离子拮抗剂,亦可选血管紧张素受体阻滞剂(ARB);混合性高血压首选 ACE 抑制剂、ARB;伴糖尿病、糖尿病肾病、肾功能不全(血肌酐<265 μmol/L)者首选 ACE 抑制剂、ARB;伴冠心病、心肌梗死者首选 β 受体阻滞剂、ACE 抑制剂、长效 CCB;伴左心室肥大者可选用 ACE 抑制剂、CCB;伴心衰者首选 ACE 抑制剂、利尿剂、β 受体阻滞剂;伴肾衰竭者可用 β 受体阻滞剂、CCB;伴哮喘、慢性阻塞性肺病、间歇性跛行的老年人首选 CCB,而不能用 β 受体阻滞剂;单侧肾动脉狭窄者选 ACE 抑制剂;伴有前列腺增生的患者宜用 α 受体阻滞剂。②老年人的特殊生理改变。老年人机体代谢和内环境平衡功能呈生理性退化,易出现药物不良反应和内环境紊乱、直立性低血压、餐后低血压、心排血量、血容量、肾功能和智力改变等。所以老年人应避免使用强利尿剂、α 受体阻滞剂和神经节阻滞剂,避免发生直立性低血压或餐后低血压,以防止重要器官供血不足。也不宜应用利血平、可乐定、甲基多巴等中枢性降压药,以免引起健忘、多梦、抑郁等症状。③药物特性。利尿剂和二氢吡啶类钙离子拮抗剂可作为老年人高血压急症患者的首选药物;ACE 抑制剂和 Ang II 受

体拮抗剂适用于老年高血压,但恶性高血压肾功能急剧恶化时不能作为首选;β受体阻滞剂和非二氢吡啶类钙离子拮抗剂因其负性肌力和负性传导作用,在老年高血压急症患者常不作首选,但当合并心绞痛或心律失常时可选为辅助药物;中枢性降压药因会加重直立性低血压需特别慎用;α受体阻滞剂适用于合并前列腺增生的老年高血压患者。在药物剂型选择方面,老年人应以长效制剂(谷峰比值>50%)为主,它不仅能提高依从性,而且能平稳降压,减少血压的波动,保护靶器官。

2.小量开始、缓慢增量

老年人血管压力感受器敏感性降低,肝肾功能减退,自身调节功能低下,对药物敏感性改变,在使用降压药时,初始用量应从小剂量或半量开始,逐渐增加到有效剂量,使血压缓慢下降,达到目标水平,忌急剧降压和血压大幅度波动而影响重要脏器血供,诱发肾功能不全、心绞痛、心肌梗死和脑血管意外。伴餐后低血压者应适当减少降压药用量,如为短、中效制剂,应将原餐前或餐后用药改为两餐之间用药,以减少餐后低血压的发生。

3.顺序疗法优先

降压药物的使用方法有阶梯疗法和顺序疗法两种。当使用的第一种药物无效时,阶梯疗法在此基础上加第二种,再无效加第三种,以此类推;而顺序疗法则是更换另一种,再无效又换一种。老年人常常是多病共存、多药合用,药物不良反应发生率很高,用药更宜少而精。并且老年人多健忘,选择药物的品种不宜过多。老年人应优先采用顺序疗法,可以减少用药种类和药物不良反应。在应用新药或增加剂量前后,均应测量坐位和立位血压,以警惕直立性低血压发生。多种药物单用无效时,再采取联合用药。

4.联合用药

老年人的联合用药应强调低剂量联合,既可增加疗效又可减少药物不良反应。常用的联合用药包括:①ACE抑制剂或ARB+利尿剂。前者可减轻后者引起的低钾血症和对抗后者引起的交感激活,后者带来的血容量相对减少可增强前者的降压作用。②利尿剂+β受体阻滞剂。β受体阻滞剂的缩血管和水钠潴留的不良反应可被利尿剂抵消,利尿剂增加心率的不良反应可被β受体阻滞剂抵消。③β受体阻滞剂+二氢吡啶类CCB。β受体阻滞剂能减轻CCB引起的反射性心率增快的不良反应,CCB能克服β受体阻滞剂的缩血管作用。④CCB+ACE抑制剂或ARB。二者可通过不同的机制降低外周血管阻力而增强降压作用,而且可明显减少单用钙拮抗剂引起的水肿不良反应。如果三种以上降压药联合应用,其中一种应是利尿剂,否则很难达到理想的降压效果。但由于β受体阻滞剂和利尿剂对血脂和血糖代谢均有一定的不良影响,还可引起性功能障碍,所以不宜长期联合应用。

(六)改善大动脉顺应性

老年人单纯收缩期高血压主要发病机制是大动脉顺应性降低,通过改善大动脉顺应性就能降低收缩压,升高舒张压,从而降低脉压。因此,改善大动脉顺应性已成为单纯收缩期高血压的治疗目标。在现有降压药中,利尿剂和CCB具有改善大动脉顺应性的作用。硝酸酯类药物由于对肌性大动脉有强大扩张作用,提高其顺应性,使主动脉内收缩压降低,但对肱动脉血压无明显改善。由于收缩压在不同的大动脉中是不同的,降低主动脉压是降压治疗的关键,因而硝酸盐类药物有可能进入单纯收缩期高血压的治疗领域,但长期用药可产生耐受性,可能影响疗效。

此外,有氧运动和低盐饮食也能改善大动脉的顺应性。

六、老年高血压的预后

(一)老年高血压病死率高

老年高血压患者的病死率(13%)明显高于非老年患者(6.9‰)。从死因来看,西方国家是心衰占首位,脑卒中和肾衰次之;我国则以脑卒中最多,其次是心衰和肾衰。无论是收缩压还是舒张压,其病死率都随血压升高而增高。

(二)老年人高血压致残率高

老年高血压患者主要并发症是脑卒中和心衰。以脑卒中为例,75%以上患者留有不同程度的残疾,重度致残者>40%,大多数为老年人,这不仅降低了老年人的生活质量,而且给家庭和社会带来了沉重的负担。因此,老年高血压的防治有重要的临床意义和社会意义。

第四节 难治性高血压

难治性高血压的一般定义是指高血压患者服用包括利尿剂在内的三种以上不同作用类别的降压药物,剂量充足,但血压仍不能控制在 140/90 mmHg 以下的患者。由于过去诊断标准不统一,因此不能准确统计难治性高血压占高血压人群的比例,但综合各种资料分析表明,难治性高血压至少占高血压人群的 5% 以上。

难治性高血压的确定也受制于从 20 世纪 90 年代以后制定的目标血压值不断下调。低中度危险的高血压患者治疗的目标血压值定为 140/90 mmHg,而在高危险的高血压人群(如有糖尿病的患者)为 130/80 mmHg;如有肾脏病且尿蛋白在 1 mg 以上者,目标血压则应进一步降低至 125/75 mmHg。如果血压未达到所要求的相应血压值,这种积极的血压控制目标将使更多的高血压患者处于难治性高血压范畴。这必将使难治性高血压所占的比例大大提高。难治性高血压患者较之一般高血压患者,往往血压较高、病程较长、心脑血管并发症较多,是引起高血压人群严重并发症和死亡的最危险组分,是临床中最需要干预的一组患者,是提高高血压人群血压控制率的难点和关键点所在,在临床实践中具有重要意义。

难治性高血压在高血压人群中并非少见,其形成原因是复杂的,传统观点认为难治性高血压的形成与用药欠规范或欠合理、继发性因素未识别等因素有关,经过对难治性高血压的一系列基础及临床研究,可以得出:高血压患者由于缺乏或不适当的治疗,经历一个从轻度高血压到中、重度高血压的进展过程,难治性高血压是高血压发生发展过程中的一种类型或阶段,随着高血压的发展和靶器官损害的加重,尤其是肾脏损害的产生和高血压血管重塑的发展,其血压常常变得难以控制,形成难治性高血压。对难治性高血压发病因素及靶器官损害进行相应检测,有助于难治性高血压治疗策略的调整,提高其控制率。

一、难治性高血压的确定

从临床上确定难治性高血压并不困难,但必须谨慎,对高血压患者的临床状态的评估措施必须细化,难治性高血压的诊断必须建立在患者服药顺从性良好的前提之下。顽固性高血压的诊断标准如下:①至少联用两种剂量中等或大剂量的降压药物。②联用一种与肾功能水平相匹配的利尿剂。③诊室血压明显高于目标血压。④经过至少3个月的临床随访。诊断标准中,学者强调联用的多个降压药物中必须有利尿剂。

研究发现,难治性高血压除具备血压控制难这一特点外,还有一系列临床特征和实验室检测特征,认识这些特征也有助于难治性高血压的确定,这主要表现在:①难治性高血压患者常伴有一定程度的脏器损害特征,尤其是肾功能损害、血管重塑。②难治性高血压患者常伴有的神经内分泌以及免疫因子的持续增高,或存在容量超负荷、代谢超负荷等病理生理状态。③针对性地积极纠正这些因素或改变这些状态对难治性高血压的治疗十分关键。对于临床确定或怀疑的难治性高血压,应当对其诊治因素和病理生理因素做出系统分析,这对难治性高血压的诊断和治疗都很重要。

二、难治性高血压的因素分析和病理生理检测

难治性高血压是临床诊治中的一种特殊类型,也是高血压发展恶化的一个重要阶段,其形成因素较为复杂,既涉及诊治及临床实践中的问题,也涉及高血压发生机制的问题。应当对每例难治性高血压患者做出具体分析,才能够针对性地进行处理。常见的导致难治性高血压的因素总结于表3-1,其中病理生理性因素及病因性因素占主要地位,这些因素使降压治疗产生抵抗,形成难治性高血压。具体分析如表3-1。

表 3-1　导致难治性高血压的因素

假性难治
白大衣高血压
假性高血压
血压测量方法偏差(如肥胖患者使用常规袖带)
病因性抵抗(未被发现的或潜在状态的继发性高血压)
睡眠呼吸暂停综合征
肾动脉狭窄及缺血性肾病
原发性醛固酮增多症
嗜铬细胞瘤及肾上腺髓质增生
库欣综合征
肾实质性病变
病理生理性抵抗
容量超负荷
代谢超负荷及胰岛素抵抗
肾脏损害(可表现为微量白蛋白尿、肾脏ECT灌注异常、肌酐清除率下降等潜在性状态)

血管重塑

神经内分泌因子水平升高及致高血压性免疫功能异常(抗血管受体抗体等)

非特异性肾上腺增生

恶性高血压

治疗性因素及其他伴随性因素

治疗依从性差

用药方案欠合理,使用影响血压的药物或药物之间存在相互作用

肥胖

精神因素

吸烟、酗酒、嗜盐

(一)假性难治

假性难治在临床诊断的难治性高血压中占有一定的比例,其特征是虽然患者并无严重的血压升高,但常规的血压检测方法提示其血压较高。在临床上多见于以下三种情况。

1."白大衣高血压"

患者由于医疗环境的紧张或特定性神经反应导致在诊所的偶测血压显著超过其平时血压。有时患者的诊所血压和自测及动态血压差异 $30\sim40$ mmHg。白大衣高血压患者多为轻中型高血压,几乎不伴有明显靶器官损害。家中反复自测血压及动态血压监测有助于鉴别。

2.假性高血压

假性高血压多见于老年人的血压测量错误。由于动脉血管壁的僵硬和弹性减低,测得的血压不能真正反映动脉内的血压值。在向袖带内注气的同时,监测同侧桡动脉脉搏有助于区别。下列情况应当怀疑假性高血压:①显著的高血压而无靶器官损害。②抗高血压治疗在没有血压过低时产生低血压样的症状(头晕、疲倦)。③X线显示肱动脉钙化征。④上肢动脉血压比下肢动脉血压更高。⑤严重的和单纯收缩期高血压。

3.血压测量方法偏差

这是导致假性难治的最常见因素,如使用窄的小袖带测量粗大上臂患者或肥胖患者的血压。因此应选择合适的袖带(袖带中的囊带至少应围绕上臂周径的 80%),测量时患者采取坐位,血压计放于心脏相同的水平,以尽量减少测量错误。

(二)病因性抵抗

有些难治性高血压患者血压控制不理想的原因是存在未被发现或潜在状态的继发性高血压或继发性高血压因素。继发性高血压患者可能无特异性表现而仅仅表现为血压控制困难。部分原发性高血压患者随着病情进展可以形成继发性高血压,如高血压患者形成肾动脉狭窄,或高血压患者合并主动脉夹层。也有患者尽管还不足以诊断为继发性高血压,但却存在相关继发性因素,如果没有针对这一情况进行治疗,其血压也不易控制。这在难治性高血压中亦占有相当的比例,常见的易于表现为难治性高血压的继发性高血压及其诊治分述如下。

1.睡眠呼吸暂停综合征

该病较常见,为睡眠中上呼吸道反复发生的机械性阻塞,表现为睡眠中反复发生呼吸暂停

和呼吸浅慢,反复呼吸暂停引起低氧血症及高碳酸血症,刺激儿茶酚胺及皮质醇释放使夜间血压明显上升,如果不能纠正,常伴有显著的高血压。睡眠呼吸暂停综合征患者约一半伴有高血压。同时,由于睡眠时呼吸暂停使患者不易进入深度睡眠和快速动眼睡眠,从而中枢神经系统持续激活,夜间血压呈非勺型,血压易于形成抵抗,表现为难治性高血压。睡眠呼吸暂停综合征患者常有打鼾、肥胖、白昼嗜睡、早晨头痛及夜尿等临床表现。确定诊断需做睡眠呼吸监测。阻塞性睡眠呼吸暂停被越来越多的观察证明是发生难治性高血压的一个相对常见原因,必须对此保持高度警惕。

2.肾血管性高血压

肾血管性高血压通常由肾动脉狭窄导致,在继发性高血压中其发病率相对较高,且可有效治疗,而漏诊肾动脉狭窄将导致肾脏损害以及其他高血压脏器损害,因而对肾血管高血压的识别和诊断具有重要意义。肾血管性高血压常规药物治疗常常难以控制,甚至无效。肾动脉狭窄的患者在血压显著升高的同时,常伴高肾素活性及继发性醛固酮增高的表现。如高血压患者可听到腹部血管杂音(见于50%左右的患者),或伴有低钾血症(见于20%左右的患者),或使用血管紧张素转换酶抑制剂(ACEI)出现肌酐升高,使用利尿剂出现严重低钾血症应想到肾动脉狭窄的可能。但仍有部分患者除高血压和高血压控制困难外,并无其他伴随表现。

由于肾脏缺血导致的肾功能损害称为缺血性肾病,常由双侧肾动脉狭窄造成。缺血性肾病常难以与原发性高血压或原发性肾脏疾病导致的肾衰竭相鉴别,但其鉴别极其重要。

对怀疑有肾动脉狭窄的患者应进行功能试验及影像学检查。主要包括:①血浆肾素-血管紧张素系统检查及肾素激发试验。大多数肾动脉狭窄的患者伴高肾素活性,可作为提示诊断线索。用呋塞米(速尿)40 mg并站立位2 h后血浆肾素活性更趋明显升高,达10 ng/(mL·h)者高度提示肾动脉狭窄。②卡托普利肾素激发试验。肾动脉狭窄的患者使用ACEI后肾素水平更趋升高,如达12 ng/(mL·h),或升高10 ng/(mL·h)或升高150%以上,高度提示肾动脉狭窄。③肾脏ECT及卡托普利肾脏ECT。肾动脉狭窄的患者患侧肾脏ECT多有同位素显像曲线平坦、清除延缓等表现。使用ACEI后这一特征更趋明显,多提示存在肾动脉狭窄。肾脏ECT还是检测肾动脉血流的优良指标,在肾动脉狭窄治疗的评估中具有重要作用。④彩色多普勒超声肾血流显像。可测量肾动脉血流速度、阻力指数及脉冲指数,是明确有无肾动脉狭窄的一项敏感可靠的筛选试验。阻力指数还是估计预后的优良指标,阻力指数增高说明长期高血压产生的狭窄远端血管不可逆损害。如果以上检查异常,应给予以下肾动脉影像学检查之一,多数可以获得确诊。⑤肾动脉CT血管造影。⑥肾动脉MR血管造影。⑦肾动脉造影。肾动脉CT和MR血管造影均有较高的敏感性和特异性,肾动脉造影是诊断肾动脉狭窄的金标准,并且是行介入治疗,评估血管重建的主要方法。另外,作为最基本的尿液检查、肾功能检测、肾脏超声等检查也是评估患者和选择治疗方法的重要依据。

3.原发性醛固酮增多症

原发性醛固酮增多症及其他伴盐皮质激素增多的疾患可通过水钠潴留引起高血压,在继发性高血压中占有重要地位。以往认为原发性醛固酮增多症在继发性高血压中所占比例较低,但随着诊断技术的进步,这一比例大大增高,原发性醛固酮增多症已成为肾上腺性继发性高血压的最常见类型,在继发性高血压中占14.4%～16.6%。同时,由于部分原发性醛固酮增多症患者除高血压和高血压控制困难外,其他表现轻微,因此成为难治性高血压中相当常见的类型。

原发性醛固酮增多症主要包括肾上腺皮质腺瘤、肾上腺增生、糖皮质激素可抑制性醛固酮增多症(GSH)及分泌醛固酮的肾上腺皮质癌4种情况。原发性醛固酮增多症的主要临床表现为高血压、低血钾和代谢性碱中毒,血钾低到一定程度可出现肌肉无力、嗜睡、周身不适、肌肉痉挛、多尿等临床表现,偶有心律不齐。高血压合并低钾血症应首先考虑原发性醛固酮增多症的可能,但其他少见的盐皮质激素增多的疾患也可导致与原发性醛固酮增多症相似的表现,主要包括分泌去氧皮质酮的肾上腺肿瘤、异位 ACTH 肿瘤、先天性肾上腺增生、LiddLe 综合征(假性醛固酮增多症,机制为肾小管钠离子转运障碍致钠重吸收、钾排泄增加)等。另外,肾动脉狭窄、恶性高血压、肾素瘤等因为继发性醛固酮增多(此时肾素水平也增高),也可出现高血压合并低血钾。

原发性醛固酮增多症的诊断性评估措施包括:①低血钾及高尿钾。原发性醛固酮增多症患者血钾常<3.5 mmol/L,而尿钾排泄并不随血钾的降低而减少,其 24 h 尿钾常大于 30 mmol 甚至更高。这是醛固酮保钠排钾作用所致,是原发性醛固酮增多症的重要特征。高血压合并低血钾是怀疑原发性醛固酮主要线索。②高醛固酮血症及其抑制试验。血醛固酮水平升高(常大于 20 ng/dL),肾素水平反馈抑制降低[常小于 0.5 ng/(mL·h)],醛固酮/肾素比值(ARR)升高,ARR 常大于 30∶1,这一指标对原发性醛固酮增多症的诊断具有相当的敏感性,这是原发性醛固酮增多症的重要特征。测定 24 h 尿醛固酮水平也是明确高醛固酮水平的重要方法,原发性醛固酮增多症患者,24 h 尿醛固酮常大于 12 μg。单纯的醛固酮水平、ARR 测定有一定的假阳性,可作为筛选试验,而盐水负荷醛固酮试验较单纯测定醛固酮水平更有特异性,可作为原发性醛固酮增多症诊断的确定试验。正常人 4 h 内输注盐水 2000 mL 后血醛固酮明显下降,而原发性醛固酮增多症患者盐水负荷后醛固酮水平仅稍有下降,常大于 10 ng/dL。

如明确以上异常,应行肾上腺影像学检查,最常用的是肾上腺 CT 或 MRI 检查,可明确肾上腺有无腺瘤或增生。导致原发性醛固酮增多症的主要类型为醛固酮瘤和双侧肾上腺增生,这在影像学上大多可辨,但醛固酮瘤常常较小(一般小于 3 cm,约一半小于 1 cm),而孤立性小腺瘤和双侧增生有时难以区别,此时可行肾上腺静脉造影,测定两侧肾上腺静脉醛固酮/皮质醇比值,如为单侧升高,则为腺瘤,双侧增高则为增生。这一方法具有很高的诊断价值,但有一定的技术难度。另外,测定醛固酮的前体物质 18-OH-皮质酮也有相当价值,腺瘤时 18-OH-皮质酮常大于等于 65 ng/dL,增生时常小于 65 ng/dL。腺瘤分泌醛固酮不太受体位影响,站立位醛固酮水平升高常小于 30%,而肾上腺增生时直立位醛固酮升高常大于 30%。

4.嗜铬细胞瘤及肾上腺髓质增生

嗜铬细胞瘤为来源于交感-肾上腺系统嗜铬细胞,发病率在继发性高血压中所占比例很低,其中 90% 位于肾上腺髓质,90% 为良性肿瘤。嗜铬细胞瘤因为能分泌儿茶酚胺而可导致高血压,其临床症状与高儿茶酚胺和高血压有关,表现多种多样。由于严重的高血压,通常治疗效果较差,常易于合并心衰、脑血管意外等并发症。由于嗜铬细胞瘤少见,临床表现多样化,因而嗜铬细胞瘤易于误诊和漏诊,由于嗜铬细胞瘤可在麻醉、应激等情况下诱发致命性高血压危象,因此漏诊嗜铬细胞瘤可能带来严重后果。

嗜铬细胞瘤及肾上腺髓质增生的确定诊断有赖于检查发现高儿茶酚胺的证据,主要有:

①血或尿儿茶酚胺升高,尤其是血压升高时儿茶酚胺明显升高。②24小时尿香草基苦杏仁酸(VMA),3-甲氧基肾上腺素(MN)或3-甲氧基去甲肾上腺素(NMN)等儿茶酚胺代谢产物水平升高。MN及NMN的诊断敏感性和特异性均高于VMA。③可乐定抑制试验。可乐定为中枢α受体激动剂,正常人用可乐定后儿茶酚胺可被抑制50％以上,而嗜铬细胞瘤患者抑制不明显。④酚妥拉明抑制试验。血压明显增高的患者,可行酚妥拉明抑制试验,嗜铬细胞瘤患者用酚妥拉明后血压明显下降。⑤肾上腺CT及MRI。此为首选的无创影像检查方法,多可发现肾上腺嗜铬细胞瘤。MRI检查在发现肾上腺增生和腺瘤与CT检查相似,由于其空间分辨力不及CT,在诊断肾上腺增生和腺瘤方面并不优于CT,但在嗜铬细胞瘤的诊断和鉴别良恶性肿瘤以及反映恶性肿瘤对周围脏器尤其是血管的浸润等方面优于CT。⑥[131]I-间碘苄胍肾上腺ECT。[131]I标记的间碘苄胍可与高功能嗜铬细胞瘤结合,特异性显示病变,是嗜铬细胞瘤的定性兼定位检查手段,对肾上腺外嗜铬细胞瘤更有价值。

5.库欣综合征

库欣综合征由于肾上腺糖皮质激素增多导致血压升高,多数由垂体分泌ACTH的腺瘤(库欣病),少数由于肾上腺皮质腺瘤或增生引起。多伴向心性肥胖、满月脸、水牛背、紫纹、多毛、高血糖、低血钾等代谢异常表现,血压升高多为轻中度。在难治性高血压中,确定为库欣综合征的患者,总体来说比较少见,但对部分患者仍需要警惕。

明确库欣综合征的诊断手段有:①24 h尿皮质醇测定。②过夜地塞米松抑制试验(午夜服地塞米松1 mg,晨8时测血浆皮质醇)。这两种方法是最简单实用的筛选性检查,为初步排除或确定库欣综合征提供依据。如过夜地塞米松抑制试验血皮质醇>5 μg/dL,需怀疑库欣综合征的可能,应做小剂量地塞米松抑制试验。③小剂量地塞米松抑制试验(0.5 mg,q6h,2天后测24 h尿17-羟类固醇),如小剂量地塞米松抑制试验24 h尿17-羟类固醇>3 mg,则可诊断库欣综合征。进一步还可做大剂量地塞米松抑制试验。④大剂量地塞米松抑制试验(2 mg,q6h,2天后测24 h尿17-羟类固醇),如大剂量地塞米松抑制试验24 h尿17-羟类固醇被抑制50％以上,则多为垂体腺瘤导致的库欣病,而大剂量地塞米松抑制试验不被抑制则多为肾上腺腺瘤。⑤测定血ACTH也有助于库欣病和肾上腺腺瘤的鉴别。前者ACTH>80 pg/mL,后者ACTH<50 pg/dL。如为肾上腺肿瘤,可测定尿17-酮类固醇。⑥尿17-酮类固醇,有助于肾上腺腺瘤和肾上腺癌的鉴别,24 h尿17-酮类固醇增高>30 mg多为肾上腺癌。如确定为库欣综合征,应行腹部及颅脑CT。⑦腹部及颅脑CT,明确诊断和手术治疗方案。

6.肾实质疾病

肾脏是调节血压最重要的脏器,各种肾实质疾病和肾功能下降都可伴有高血压,包括急性及慢性肾脏病变以及各种原因引起的肾衰竭,血液透析患者和肾移植患者也常伴有高血压,各种肾脏疾病包括原发性及继发性肾小球肾炎、多囊肾、慢性肾盂肾炎、尿路阻塞等都是肾实质性高血压的病因。肾实质高血压的形成与容量负荷和高肾素水平有关。慢性肾脏疾病是高血压的最常见原因,在肾实质性高血压中,其血压控制常常困难。

部分高血压患者,尤其是重度高血压或长病程高血压患者,可产生肾脏功能损害,表现为微量蛋白尿或肾脏灌注功能的异常,而此时血清肌酐仍在正常范围;严重的患者可产生显性蛋白尿或血清肌酐升高。这类患者由于肾脏损害的存在,血压也常常不易控制,形成难治性高血压。

肾实质高血压多伴有肾炎、肾衰的相关临床表现,尿检和肾功能测定对明确此类高血压并不困难。但部分原发性高血压患者,尤其是病情严重和病史较长的患者,其高血压肾脏损害,有时与慢性肾脏病伴有的高血压甚难区别,需要从临床表现、病史过程、尿检(尤其是蛋白定量和筛选)、肾功能、影像学等方面细致分析。双侧肾动脉狭窄的患者主要表现为顽固性高血压和肾脏损害,也可与慢性肾脏病导致的高血压和高血压导致的肾脏损害极为类似,需要通过肾动脉影像检查才能确定,此类患者如果误诊,将带来严重的治疗偏差。恶性高血压是具有特殊临床特征的高血压,高血压和肾脏损害均较为突出,也应注意识别,以免使患者错过治疗时机。

由于继发性高血压类型繁多,临床表现复杂多样,在诊断上多有困难,熟悉常见继发性高血压的临床特点是给患者做深入检查的前提。在实际工作中,如有继发性高血压的临床线索或表现为难治性高血压的患者,应结合患者的具体表现给予相关检查。另外,眼底检查、尿试纸测定、肾功能以及肾素活性、醛固酮、儿茶酚胺等相关内分泌激素的测定也有重要的提示价值。功能试验及相关特异性检查是明确继发性高血压的主要诊断手段。减少继发性高血压的漏诊是当今高血压治疗尤其是难治性高血压患者的重要临床问题。

(三)病理生理性抵抗

难治性高血压是高血压发展过程中的特定类型,其血压控制困难常常存在一定的病理、生理异常。具体来说,有如下几种病理生理状态参与了难治性高血压的形成。

1.容量超负荷

任何原因造成的容量超负荷不仅使血压升高,而且会减低其他药物的降压作用。盐敏感性高血压患者盐的过量摄入造成降压药物的拮抗,而实际上还会使血压升高。肾脏是机体长期调控血压最关键的脏器,其最主要的血压调节机制是"压力性利尿钠"机制,健康人血压升高时肾排钠和水增加,容量缩减,使血压恢复到正常水平,这种现象称为"压力性利尿钠"。即当体内水钠潴留时,机体主要通过压力的升高促进尿钠的排除,但这必然付出血压升高的代价。老年个体同肾功能不全和充血性心力衰竭患者一样,对液体超载特别敏感,可能与老年患者肾脏功能的下降有关。许多降压药物,如直接血管扩张剂及多数非利尿降压剂皆会使血浆和细胞外液扩张,从而减低其降压作用。几乎所有的非利尿类降压剂、ACEI、血管紧张素Ⅱ受体阻滞剂(ARB),以及钙拮抗剂等皆有可能造成液体潴留。服用二氢吡啶类钙拮抗剂导致的胫前水肿不仅是由于容量的扩张,而且与药物对该部位毛细血管的选择性扩张有关。降压药物的反应性可以通过限制盐的摄入、增加或加大利尿剂的用量得到改善。

2.代谢超负荷及胰岛素抵抗

代谢超负荷是导致血压升高,尤其是导致血压不易控制的重要因素。高血压、糖耐量异常及糖尿病、高脂血症常常聚集发生,被称之为"代谢综合征",高血压是其主要表现之一。从临床高血压患者来说,肥胖患者,尤其是腹型肥胖患者血压不易控制。对这类患者,控制体重比限盐更有作用。糖尿病患者一半以上伴有高血压,而糖尿病肾病患者几乎均伴有高血压,说明糖尿病与高血压关系非常密切,其主要关联环节还在于代谢高负荷。代谢超负荷患者血压升高及降压药敏感性下降机制复杂,可能主要与代谢综合征及胰岛素抵抗有关(88%的肥胖患者伴有胰岛素抵抗,而2型糖尿病以胰岛素抵抗为其主要发病机制),高胰岛素血症可能通过钠潴留引起外周血管收缩,高血压及胰岛素抵抗都可造成肌肉毛细血管减少,对各种降压药物反应差。存在代谢超负荷的高血压患者,不仅要使用降压药物,还要在饮食、运动、减肥等方面综合干预,才能起到较好的血压控制效果。

3.肾脏损害

肾脏是血压调控的关键脏器,可通过多种途径调控血压。其中关键途径是通过水钠平衡调节作用,这是长期维持控制血压的最重要的机制。通过压力性利尿钠作用,随着血压升高,肾脏会排出更多的盐和水,肾灌注压轻微改变就会导致钠和水排泄率的巨大变化,是系统血压强有力的负反馈稳定机制。正常条件下,肾灌注压约 100 mmHg,钠排泄每天约 150 meq,两者处于一个相当平衡的状态。由于血压升高,肾灌注压升高,导致在近曲小管的钠重吸收减少,其结果是体液量缩减,血压恢复至原先水平。而在高血压患者,只有正常水平的压力状态不能维持容量的平衡,压力性利尿钠的改变需要增加血压来维持液体平衡。其次,肾脏还是肾素-血管紧张素系统分泌和调节的核心区域,肾素-血管紧张素系统是血管压力调节和水钠平衡调节的最关键内分泌机制。部分难治性高血压患者与肾-血管紧张素系统的持续激活或水平状态有关。

肾脏损害在高血压的发生、维持和药物抵抗(难治)的形成中均具有重要作用。肾脏损害可以是原发的,也可以是继发的,可以是严重的,也可以是轻微的。排除比较明显的肾实质性高血压,较大多数难治性高血压的形成与肾脏的损害有一定关联,这也充分说明,难治性高血压常常是高血压不断发展而形成的这一观点。肾脏损害可以表现为显性蛋白尿,但更多地表现为微量白蛋白尿,微量蛋白尿的患者已足以证实肾脏损害的发生,尽管从泌尿系排泄的观点来说,肾脏功能并未发生障碍,但这类患者常常血压已经升高,可能这类患者其肾脏排钠功能已有受损,机体需要通过更高的压力性利尿调节才能维持水钠平衡。肾脏损害还可表现为肾功能异常,即肾小球滤过率的下降。当机体肌酐水平升高时,肾脏已经显著受损,而肾小球滤过率的检测可以采用肾脏 ECT 灌注扫描来评价,肾脏 ECT 灌注异常的患者往往具有高血压,且说明肾脏已经受损,而此时其他化验指标可能都正常。只有十分重视高血压肾脏损害,才易于制订更为规范、合理的降压方案,提高难治性高血压的控制率。

4.血管重塑

大小动脉重构促进高血压的进展和并发症的发生。高血压时小动脉结构变化有 2 种形式:①向心性发育重构,即血管外层和管腔减小、中层/管腔比值增加、中层的截面积不变。②肥厚性重构,即中层厚度侵犯管腔内,导致中层截面积和中层/管腔比值的增加。高血压时血管细胞增生、凋亡、炎症和纤维化等复合作用,增加细胞基质整联蛋白和改变血管的几何形状,以致血管结构改变。基质金属蛋白酶和组织金属蛋白酶抑制剂之间的平衡失调可以促进胶原更新和细胞外基质改变,促进血管重构。长期血管收缩可以诱导血管平滑肌细胞围绕小血管腔排列,使收缩血管的结构被包埋,小血管重构的早期是一种适应性的过程,但最终变为适应不良和失代偿,促进高血压并发症的产生。血管重构的发生和进展,使血压的控制变得困难,其高水平血压状态的维持更为持久和顽固。常规的超声测定对高血压血管重塑的确定具有重要意义,现在已经开始应用于临床的动脉弹性测定,在评价难治性高血压血管重塑程度和指导治疗等方面均具有参考价值。

在长期治疗的高血压患者中,靶器官损害与血压不能有效地控制有关。一组临床观察显示与血压控制的高血压患者比较,难治性高血压患者左心室肥厚增加,颈动脉内膜-中层厚度增加,颈动脉斑块增加,眼底视网膜病变加重,白蛋白尿增加,难治性高血压是一个与靶器官损害有关的临床状态。

5.神经内分泌因子水平升高及致高血压性免疫功能异常

高血压发病机制十分复杂,中枢神经系统功能紊乱导致交感神经递质释放,肾素-血管紧张素系统异常激活,均可以引起血管强烈收缩升高血压和血管重构。同时,免疫因素也是难治性高血压的重要发病因素。恶性高血压患者中存在 α 受体和 AT_1 受体自身抗体,抗体与受体结合,产生不随时间而脱敏感的受体激动剂样活性。

6.非特异性肾上腺增生

肾上腺是调控血压的重要内分泌器官,肾上腺性疾病尤其是嗜铬细胞瘤、原发性醛固酮增多症、库欣综合征等通过肾上腺素/去甲肾上腺素、盐皮质激素或糖皮质激素引起血压升高是继发性高血压的常见类型。部分肾上腺髓质增生的患者也可类似嗜铬细胞瘤,导致继发性血压升高。随着影像诊断技术和 ^{131}I 标记的间碘苄胍 ECT 的应用,肾上腺髓质增生的患者所占比例越来越高,此类患者有时从内分泌学角度还不太符合以上继发性高血压的诊断标准,但其血压升高又与肾上腺增生关系密切,可称为非特异性肾上腺增生。对肾上腺增生患者进行腹腔镜单侧肾上腺切除术,多数患者血压得以控制或在高血压药物辅助下得以控制,说明肾上腺增生也能是高血压,尤其是部分血压不易控制患者的一个重要因素,尽管还不到典型嗜铬细胞瘤的诊断标准,但单侧肾上腺切除术仍然有效。这是部分难治性高血压的一个新的可供选择的途径。一侧全部及对侧大部的肾上腺切除可能具有更强的血压下降作用,肾上腺切除可以显著增强现有降压药物的敏感性。

7.恶性高血压

恶性高血压是指以重度血压升高(舒张压>130 mmHg)伴广泛急性小动脉损伤为特征的一组临床综合征。高血压性视网膜病变,包括眼底火焰状出血、棉絮样渗出(Ⅲ级眼底病变)和(或)双侧视盘水肿(Ⅳ级眼底病变)是恶性高血压的特征性表现,预示着机体存在高血压导致的小动脉炎,可累及肾脏、中枢神经系统和心脏。恶性高血压血压显著升高,常规口服药物治疗困难,在部分发病相对和缓以及恶性高血压病情迁延的患者,易误诊为一般的原发性难治性高血压或难治性肾性高血压,因此,对难治性高血压的诊治需要了解恶性高血压。

恶性高血压是一组由多种病因引起的临床综合征,其病因包括原发性高血压和继发性高血压。少数高血压病患者由于血压未能得到有效控制,经过数年后可发生恶性高血压;也有部分患者发病较急剧,以恶性高血压为首发表现。一般认为,由高血压病导致的恶性高血压占总数的一半左右,这一比例在不同种族、不同年龄有所差异,黑人恶性高血压中原发性高血压所占的比例较高,原发性恶性高血压的发病年龄相对较大。继发性恶性高血压的常见病因包括肾实质性疾病、肾血管性疾病、内分泌性以及药物性继发性高血压。

恶性高血压以全身小动脉的纤维素样变性坏死为主要特征,以肾脏病变最为典型。恶性高血压的发病与严重升高的血压、肾素-血管紧张素系统的高度活化、内皮素水平升高等有关,近年来人们发现,恶性高血压的发病有免疫因素的参与。

恶性高血压的临床特征表现为:患者血压常急剧升高,舒张压>130 mmHg,多伴有短期内出现视物模糊,常伴肾功能损害,或表现为急进性肾小球肾炎综合征。

恶性高血压的诊断标准包括:①血压急剧升高达舒张压>130 mmHg。②眼底病变呈现出血、渗出和(或)视盘水肿。

如符合恶性高血压的诊断,还需进一步明确是原发性恶性高血压还是继发性恶性高血压。肾动脉狭窄的患者常有腹部血管杂音或血压不对称,影像学检查可明确。肾实质性病变常有大量蛋白尿和肾病病史。部分患者甚至需要肾脏活检,原发性恶性高血压的典型表现为小动脉纤维素样坏死,内膜葱皮样纤维性增厚,同时伴有肾小球、肾小管及肾间质的急性缺血性病变。肾实质性恶性高血压的病理改变为肾小球病变,细动脉玻璃样病变和肾小管萎缩及灶状代偿肥大。

恶性高血压一旦发生即必须及时积极救治,积极降低血压,随着血压的降低小血管损伤可能好转,肾脏病理改变可以部分逆转,肾小动脉纤维素样坏死可以吸收,肾功能损害可能会停止或好转。通常以静脉使用降压药物为主,尽快控制血压到安全水平,如硝普钠、尼卡地平、拉贝洛尔等。口服降压药物多需联合用药,优先选用 ACEI 和 β 受体阻滞剂,这是因为 RAS 系统高度活化是恶性高血压发生机制中的重要环节。这两类药物可以有效地抑制该系统作用,有效地控制血压,促使肾功能恢复。对于严重肾衰竭血肌酐>354 μmol/L 和(或)肾动脉狭窄的患者使用 ACEI 时,应注意观察肾功能和血清钾浓度的变化。如果在治疗过程中出现肾功能急剧恶化(血肌酐浓度较治疗前增高超过 20%)应及时停药。同时,ARB 及 α 受体阻滞剂在恶性高血压中有独特作用,因为部分恶性高血压患者存在抗 AT_1 和 α 受体自身抗体,并且自身抗体的激动作用参与了恶性高血压的形成,如果阻断自身抗体的这一激动作用将有益于恶性高血压的控制和靶器官损害的预防。离体及动物实验已证明 ARB 和 α 受体阻滞剂可以阻断自身抗体的激动作用。从临床研究角度,抗体阳性组患者使用 ARB 较使用 ACEI 能更有效地降低难治性高血压患者的血压水平,可能与 AT_1 受体拮抗剂除抑制 Ang II 对 AT_1 受体的激动外,还可封闭受体,使抗 AT_1 受体自身抗体的激动作用同时阻断有关。可以明确抗 AT_1 受体抗体阳性的难治性高血压患者使用 ARB 氯沙坦优于 ACEI 依那普利,而阴性患者则无此差异,可间接推论氯沙坦可能通过对抗 AT_1 受体抗体起到有益的降压作用。对抗 AT_1 抗体阳性患者选择以 ARB 为主的治疗方案,将提高其高血压控制率,减少高血压并发症的发生。

(四)治疗性因素及其他伴随性因素

1.治疗依从性差

不能遵从医师给予的治疗建议是难治性高血压的常见原因。患者对医师建议服用的药物可能有许多自认为充足的理由不能服从,如惧怕药物的不良反应、费用问题、药物品种和用法过于复杂、缺乏了解等。其中对药物不能耐受常与药物不良反应密切相关,常见的药物不良反应包括:ACEI 致干咳,钙拮抗剂致腿肿,β 受体阻滞剂及作用于中枢系统的药物导致头晕和性功能障碍,利尿剂诱发痛风、降低性功能等。对降压药的不良反应,不同的患者个体差异较大,少数患者有敏感的反应性,对多种药物都有反应,常因服药过程中的不良反应而中断治疗。与此相反,有不少原发性高血压患者平时毫无症状,对终身服降压药可能出现的不良反应有顾虑,因此没有充分认识高血压的危害性,常不服药或间断服药,也会造成顺应性较差。

2.用药方案欠合理、使用升高血压的药物或药物相互作用

假如高血压患者服用的药物剂量不足,或使用的利尿剂不恰当,如有明显肾功能不全或充

血性心力衰竭的患者用噻嗪类利尿剂替代袢类利尿剂,高血压也会表现为难治性。多数降压药物使用后,机体都有反馈性液体潴留,减弱了降压的效果,联合使用利尿剂对这一反馈环节的阻断十分有效。因此,大多数药物需联用利尿剂,尤其是作用于肾素-血管紧张素系统的药物。抗高血压种类较多,但其联用有一定的要求,如何给予患者最敏感的药物,如何最大程度发挥联合用药的效果,都是心血管医师应熟练掌握的内容。

非甾体抗炎药物可损伤钠的利尿作用,同时也抑制了肾脏的扩血管物质前列腺素的作用,并有对抗呋塞米(速尿)和 ACEI,尤其是卡托普利的作用。口服避孕药、雌激素和孕酮也可以升高血压。肾上腺皮质激素可促使水钠潴留,从而降低利尿剂和其他降压药的作用。精神病药物包括抗抑郁三环类和单胺氧化酶抑制剂,通过抵消降压药的抗交感作用而引起顽固性高血压。终末期肾衰竭患者用促红细胞生成素及环孢素可引起血压升高,呈顽固性高血压。滥用可卡因、安非他明及分解代谢的类固醇药,可使血压上升,降压治疗呈顽固性。

降压药物的不恰当联合应用也会影响药物的降压效果。药物相互间的不良反应有可能使血压正常个体,以及高血压患者的血压升高。这种不良的交互反应因不同适应证同时所服药物的吸收、代谢,或药动学的改变造成,例子之一是吲哚美辛和 β 受体阻断剂、利尿剂,以及和 ACEI 之间的不良反应。非甾体抗炎剂是常用的口服药物,这类药物能使肾内前列腺素的扩张血管作用减低,从而抑制利尿、利钠作用,造成容量扩张,其结果使血压升高。因此,对难治性高血压患者产生不良作用,使血压升高。在对一个高血压患者进行临床评估的时候,应考虑到环氧化酶抑制剂的可能后果。肾功能降低的高血压患者多需要并用襻利尿剂,如呋塞米。因为在这种临床背景下噻嗪类利尿剂多不能产生有效的治疗效果。口服避孕药者比不服药者患高血压概率增加 2~3 倍,尤其是肥胖和吸烟的老年人。

3.肥胖

高血压患者中有 10%~14%肥胖或超重,而肥胖者常伴有胰岛素抵抗及糖耐量异常。研究证明,肥胖患者对降压药物的疗效较差,口服葡萄糖耐量试验异常及高胰岛素患者常需较大剂量的降压药而与体重指数无关,因此肥胖与胰岛素抵抗都是造成难治性高血压的原因,其本质为代谢超负荷。此外,肥胖患者因颈部脂肪堆积,常伴睡眠呼吸暂停综合征,由于呼吸道的梗阻其夜间入睡后的血压常高于日间,同时造成日间头晕、血压升高。因此,对此类患者应提倡多运动,控制饮食中的热量,将体重控制在标准范围,从而改善上述异常的病理生理状态,使血压下降甚至正常或较易控制。有研究显示,每减轻 1 kg 体重,血压可下降 1 mmHg,但部分减肥药虽能降低体重,但不能降低血压。

4.精神因素

随着社会的发展,生活节律日益加快,尤其不少人的工作过度繁忙,精神处于高度紧张状态,许多研究已证明应激可引起高血压,不少高血压患者工作时血压升高,中午和夜间睡眠时血压正常。白大衣高血压及原发性高血压患者的白大衣效应,实质上是精神紧张所致血压升高的表现。

血压升高常伴心动过速,心动过速是高血压患者交感激活的重要标志,它不但导致血压升高、交感张力增高,还可通过刺激 α 肾上腺素能受体以及肌纤维向胰岛素对抗的快纤维转化。肾上腺素性血管收缩造成胰岛素抵抗,并促使高脂血症、高血糖以及体重指数的增加,最终导致动脉粥样硬化及并发症。

5.吸烟、饮酒、嗜盐

吸烟、饮酒、嗜盐均可引起一过性血压上升,并且吸烟可抵消某些降压药的疗效,如尼古丁可能减弱β受体阻滞剂的作用。酗酒者常使高血压难以控制,容易发生脑卒中,戒酒后血压自然下降。过度摄钠可能导致难治性高血压的发生,尤其高血压人群中约50%为盐敏感性高血压,例如老年患者和肾功能减退者,盐摄入量过高更易发生难治性高血压,而低钠饮食可改善其对药物的抵抗性。

三、难治性高血压的处理

难治性高血压的恰当处理应该是在充分考虑前述原因的基础上进行的一项系统工程。一个完善的处理方案应依据对患者的全面评估,并针对不同原因和病理生理机制,尤其是针对高血压患者血浆中血管活性物质异常和血管重构采取的相应的针对性治疗措施。

（一）一般评估及处理

当一个患者的血压不能有效地得到控制之时,首先应该考虑是否由于白大衣高血压造成的假性难治;老年人是否为假性高血压,或者由于测量错误,并应进行24 h动态血压监测,以了解诊室以外的血压状况。肥胖患者应该选用较大的袖带,或直接测量前臂的血压。一旦肯定其血压测量的准确性以后,在进一步评估以前,必须确定患者服药的依从性,并尽可能确定和纠正影响服药依从性的有关因素。

要设法减少治疗不当的患者数并提高患者的顺应性,首要的问题是建立高血压人群防治网。一方面,提高基层医师对联合使用降压药及药物不良反应的认识;另一方面,对高血压患者进行定期健康教育。

仔细调整降压药物的剂量,观察患者对治疗的反应。全面了解患者正在服用的有可能升高血压的其他药物,如固醇类药物、口服避孕剂、拟交感神经药、鼻通剂、可卡因,以及食欲抑制剂。劝告患者减少酒的饮量、控制体重、限制盐的摄入,并进行规律的体育运动。有阻塞性呼吸性暂停及慢性疼痛者也应予处理。其他存在的继发性高血压因素在治疗难治性高血压的患者时应予以考虑。依据临床表现,确实是顽固性高血压的患者应追踪是否有肾动脉狭窄的存在。其他的继发性原因,如原发性醛固酮增多症、嗜铬细胞瘤、库欣综合征、主动脉缩窄及肾脏病等,根据临床病程和实验室检查所见也应予以考虑。如若有相应的基础病因存在应尽可能予以矫正,以利血压的控制。

当排除难治性高血压是由于假性难治、治疗及伴随因素所致时,应重点考虑有无引起难治性高血压的病理生理机制或病因因素。

（二）神经内分泌免疫因子测定与针对性降压治疗

难治性高血压的发生与一系列神经内分泌因子的激活有关,需要建立高血压的监测体系,以便针对性处理。①高血压相关血管活性物质监测,如血浆儿茶酚胺、肾素活性、血管紧张素Ⅱ、醛固酮、抗α肾上腺素受体抗体和抗AT_1受体抗体等。②血流动力学和血管重构的监测,用多普勒超声测量心排血量、外周血管阻力、外周血管中层截面积、中层/管腔比值、血管壁斑块,以及眼底血管检查。③检测具体患者的心脑血管危险因素状况,是否有靶器官损害或临床相关病症，以便对高血压的用药做出选择。

有较多的证据表明，对高儿茶酚胺症的患者，使用 α 受体阻滞剂及 β 受体阻滞剂效果较好。肾素-血管紧张素检测对指导治疗意义很重要，血管紧张素高的患者使用 ACEI 及 ARB 效果显著。对有显著血管重塑的患者，有证据表明钙拮抗剂对血管重塑的逆转有较大意义，ACE 抑制剂及 ARB 也有较好效果，多数血管重塑显著的患者需要联合药物治疗，其中利尿剂必不可少。抗血管受体抗体是难治性高血压重要发病因素，ARB 及 α 受体阻滞剂可阻滞其激动效应，从而控制血压。

基于神经内分泌免疫因子水平在难治性高血压发病中的作用，我们提出了有针对性的降压治疗策略，即针对高血压患者血浆中血管活性物质异常和血管重构，选择相应的降压药物，阻滞或抑制血管活性物质的作用，扩张血管，逆转血管重构，有效地控制血压，保护靶器官，降低心血管危险。心肌和血管结构重构过程的特点说明长期反应的异常，由神经体液介导的心肌和血管重构可以通过药物来抑制，左心室重构过程可以被 ACE 抑制剂、β 受体阻滞剂抑制，血管重构可以通过药物如 ACEI 的作用来抑制。阻力动脉和小动脉平滑肌细胞膜的离子通道对血管张力的调节起着重要作用，离子通道通过控制 Ca^{2+} 传输和膜电位涉及血管张力的产生与调节，因此，钙拮抗剂是治疗难治性高血压的基线药物。当患者正在接受无效治疗方案时，依据血管活性物质监测、血流动力学和血管重构监测的结果来证实其可能的机制或对药物治疗困难的机制，从而调整方案，合理的联合用药和足够剂量将能够有效地控制难治性高血压。

（三）缩容可治疗的难治性高血压及代谢超负荷的纠正

纠正容量超载是处理难治性高血压极为有效的一项干预措施。应减少盐的摄入，并根据临床情况选用恰当的利尿剂治疗，利尿剂的种类和剂量也应予以相应调整。伴有充血性心力衰竭或肾功能不全的患者，液体进量也应适当控制。

肾实质性高血压早期对抑交感降压药有效，但在肾衰竭终末期几乎均有高血压，多为容量性的顽固性高血压，对此类高血压首选利尿剂。当肾功能基本正常，血肌酐＜133 μmol/L（＜1.5 mg/dL）时，常对噻嗪类利尿剂有良好反应，当肾功能减退血肌酐＞177 μmol/L（2 mg/dL）时，需改用祥利尿剂如短效呋塞米等，需一日服数次，否则会在利尿作用短期内消失后促使肾脏水钠潴留，造成相反的效果。因此，服用长效的襻利尿剂如托拉塞米效果较好。若能在应用利尿剂基础上再加服 ACEI、钙拮抗剂或 α 受体阻滞剂大多能较有效地降低血压。对血压仍然不能控制，并且肾功能急骤减退的患者可做透析治疗。80％～90％的患者经透析血压迅速降至正常范围，对无效者有时双肾切除后也可降压。

老年难治性高血压常与肾脏功能下降、盐敏感性增高、容量超负荷有关。老年人由于动脉硬化、顺应性差，需要加较高的袖带压力，因此当袖带充盈超过收缩压时动脉搏动仍可摸到，造成测压过高。因此有人认为诊断老年高血压的标准稍高于一般年龄的患者，当血压≥160/90 mmHg时才可诊为难治性高血压。此外，老年高血压常为纯收缩期高血压，并且血压波动大，由于压力感受器活性降低，对体位改变较敏感，易有直立性低血压。当无糖尿病、高尿酸血症等合并症时利尿剂是首选药物，β 阻滞剂应小剂量慎用，钙离子拮抗剂也适宜老年人。对血压波动性大的患者应服用长效降压药物，若仍有波动再灵活加服中短效药物。

代谢超负荷是另一重要因素，这类患者必须抑制代谢超负荷状态，除了限制高热量饮食、减肥、体育运动等基础治疗外,ACEI、ARB及利尿剂最为重要。此类患者常有较强的肾素-血管紧张素系统激活,ACEI和ARB联合使用,充分阻滞肾素-血管紧张素系统,常有较好效果。多数患者在纠正代谢超负荷后,血压变得易于控制。

(四)继发性高血压的识别与处理

如果怀疑患者有继发性高血压的可能,应根据其特征对继发性高血压进行筛选和确定,具体内容已在发病因素的确定中有详细描述,不再赘述。

某些难治性继发性高血压,如肾上腺肿瘤(原发性醛固酮增多症、库欣综合征、嗜铬细胞瘤等)、肾血管性高血压、垂体微腺瘤导致的肾上腺增生等,大多数手术治疗有效。手术前的降压药包括:①部分原发性醛固酮增多症呈难治性高血压,尤其在病程较长、年龄较大的患者中较多见。对这类患者合用多种降压药无效时,加服螺内酯,有时会有显效。其次对低钠饮食及钙拮抗剂反应较好。②嗜铬细胞瘤以α受体阻滞剂及β受体阻滞剂合用能控制血压。③肾血管性高血压不经手术处理较为困难,钙拮抗剂及β受体阻滞剂最常作为治疗药物,但常需较大剂量。当单侧肾动脉狭窄而非双侧性、非孤立肾时,应用ACEI和钙拮抗剂或加α受体阻滞剂,其中尤其是ACEI常有降压疗效,但要警惕肾功能恶化或高钾血症。

(五)难治性高血压药物治疗的强化

无原因可寻的顽固性高血压患者需要积极的药物治疗以控制血压。首先通过增加剂量或改变药物的不同联合优化现有的治疗,并进行数周观察。如血压仍不能有效控制,应追加最佳的强效利尿剂治疗。对难治性原发性高血压患者常联合用药,首先暂时停止原治疗,并持续监测血压,开始一个新的治疗方案有助于打断恶性循环。常用的口服药有:①钙通道阻滞剂+ACEI(ARB)+利尿剂+α受体阻滞剂。②二氢吡啶钙通道阻滞剂+非二氢吡啶钙拮抗剂+ACEI(或ARB)+α受体阻滞剂。

如果患者常规治疗无效,可考虑使用肼屈嗪或米诺地尔。由于后者的直接血管扩张作用,反射性地激发交感神经系统的活性和液体潴留,故必须与β受体阻滞剂和利尿剂(通常为襻利尿剂)联用。必要时还可联用第4种降压剂,如可乐定等。

第五节 隐蔽性高血压

隐蔽性高血压(MH)是一种特殊类型的高血压。与持续性高血压(SH)一样,MH同样与靶器官损害和心血管事件发生风险的增加密切相关。所以MH的检出具有重要的临床意义。

一、MH的诊断标准

当患者诊室血压(OBP)正常,而家庭自测血压(HBP)或动态血压(ABP)为高血压时,就称之为MH。这种情况下,患者的OBP虽正常(<140/90 mmHg),但通常处于正常OBP的高值区。

《中国高血压防治指南》提出家庭自测血压正常上限为:135/85 mmHg。动态血压的正常值推荐以下国内参考标准:24小时平均值小于130/80 mmHg,白昼平均值小于135/85 mmHg,夜间平均值小于 125/75 mmHg。

血压自测收缩压≥135 mmHg,舒张压≥85 mmHg;ABP 监测白昼收缩压≥135 mmHg,舒张压≥85 mmHg,夜间收缩压≥125 mmHg,舒张压≥75 mmHg,但 OBP＜140/90 mmHg,可以诊断为 MH。

总的来看,对于普通人群来说,MH 的比率一般为 8％～13.5％,且老年人高于年轻人,男性明显高于女性。

二、影响 MH 检出可靠性的因素

可能因素包括:随机血压波动、引起 OBP 降低的因素、引起 ABP 或 HBP 升高的因素、不同检测方法间的质量差异,以及 OBP、ABP 或 HBP 定义高血压的"门槛值"不同等。

（一）随机血压波动因素

尽管血压在一天之内或几天内会发生波动,但如采用严格的诊断手段,MH 的可重复性依然很高。通过分析老年人的 HBP 发现,两天分别采集 3 次 OBP 值,以及至少 15 次 HBP 值,其结果将具有更强的统计意义。与 OBP 相比,HBP 更准确、可重复性更高,具有更高的预后价值,采用它患者对治疗的依从性也更高。所以 HBP 读数采集偏少是影响 MH 可重复性的主要影响因素。

（二）就诊者的行为和生活方式因素

有些因素会导致 ABP 读数高于 OBP 读数。举例来说,人们在诊室外站立、吸烟、喝咖啡、白昼活动量增加、从事精神紧张的工作的可能性更高。

（三）测量技术差异因素

一些 OBP 和诊室外测量结果的差异是因为血压测量的技术差异引起的。在许多研究和临床实践中,OBP 是通过血压计测量的,而 ABP 和 HBP 是通过电子设备计量的。如果诊室测量和家庭测量能使用相同的设备,就会排除测量技术差异的影响。

总之,如果充分考虑到随机血压波动、就诊者行为或生活方式、药物、测量技术差异,以及高血压"门槛值"取值差异等影响 MH 检出可靠性的因素之后,对 MH 的诊断将更加明确可靠。

三、MH 的诊断

（一）筛查 MH 的高危人群

如果忽视了就诊者 MH 的可能性,未通过 ABP 监测或家庭血压自测将 MH 患者检测出来,相当数量面临靶器官损害和心血管事件的 MH 患者很有可能就会被漏检。提高患者对 MH 的认识和如何识别 MH 高危人群就成为摆在医学工作者面前的一个不容忽视的问题。

研究发现,MH 更容易在 OBP 处于正常血压高值区但早期左室肥厚的青少年中出现,有时在 OBP 介于高血压范围的人群中出现,在双亲都有高血压家族史、多种心血管和糖尿病危险因素的人群中也多有出现。

（二）寻找 MH 的可能原因

MH 确实血压高于正常标准,只是在就诊时血压波动在正常范围。形成的可能原因包括:①血压在一天之内自然的节律性波动,与使用酒精或短效降压药引起的清晨高血压。②与吸

烟、精神压力紧张或体力活动强度大引起的白昼高血压。③自主神经功能失调或肾脏功能受损等靶器官损害相关的非勺型夜间高血压等。这些情况不能在诊室中观察到,临床应针对这些原因相应调整治疗措施。

四、MH 患者的治疗

由于 MH 对靶器官损害和心血管事件发生概率增加的影响,明显高于正常血压或"白大衣高血压"对照组,与 SH 的影响相近。所以,对于已发现的 MH 患者,药物治疗是一种肯定的选择。

主要治疗措施:①改善生活方式,减少心血管危险因素。如减少喝酒,吸烟,减轻压力和减少盐的摄入量。②药物治疗对象。一旦确诊 MH,就要按照 SH 的治疗原则进行心血管危险分层,根据危险分层给予相应治疗。如高危和极高危患者必须立即使用降压药物强化治疗。③药物的选择。使用长效降压药物,夜间使用降压药以控制清晨高血压,例如,夜间使用 α 受体阻滞剂以控制清晨高血压。对于白昼高血压,可以清晨应用 β 受体阻滞剂,应用利尿剂控制夜间高血压。同时,应选用 ACEI、ARB、长效钙拮抗剂、高选择性 β 受体阻滞剂等具有保护靶器官循证医学证据的药物。④治疗效果的评定。不应以 OBP 来观察治疗效果,应定期或不定期复查HBP 或 ABP,并据此评价治疗效果,调整用药。

第四章　心肌疾病

第一节　扩张型心肌病

心肌病是一组临床表现多种多样的心肌疾病,具有结构异常和(或)电异常,通常是遗传原因造成,常表现为心室异常肥厚或扩张,但也可以正常。近年来由于心脏超声等影像技术的进步,分子生物学、分子遗传学理论和知识的应用,多中心、大规模临床循证医学证据的获得,对心肌病的发病、命名、诊断、治疗及预后有了许多新的见解。影像检查提供诊断和分类依据,基因诊断和基因筛选近年已成为心肌病研究的新领域。临床治疗有多种选择,包括药物、介入、外科手术和心脏移植等方法。心肌病已成为可知原因、能够诊断和治疗的常见病。

一、病因和发病机制

1.病毒感染

大量研究证明,扩张型心肌病(DCM)的发病与肠道病毒、肝炎病毒、疱疹病毒和 HIV 等病毒感染有关。病毒持续感染对心肌组织的持续损害及其诱发的免疫介导的心肌组织损伤是病毒性心肌炎进展为 DCM 的一个重要机制。病毒持续感染的可能机制是发生了免疫逃避,病毒基因发生了突变,病毒结构蛋白水平低下,降低了完整的感染性病毒颗粒的形成,不能激活集体的免疫反应而发生免疫逃避,持续感染导致心肌结构的破坏或干扰心肌兴奋-收缩偶联降低心肌收缩功能,心肌的进行性破坏导致慢性病毒性心肌炎向 DCM 进展。

2.自身免疫

大量研究证实,自身免疫反应在 DCM 的发生发展中起着重要作用,如清除实验性病毒性心肌炎小鼠中的病毒后,心肌炎仍持续存在,外周血中仍可检测出抗心肌自身抗体,并且最终演变成 DCM,这一结果表明,病毒介导的自身免疫反应参与了心肌损伤,促进心肌病的发生发展。在 DCM 患者血清中存在多种抗心肌自身抗体,如抗肌球蛋白重链自身抗体(MHC)、抗腺嘌呤核苷酸(ADP/ATP)转运体自身抗体(ANT)、抗 β 肾上腺素能受体自身抗体、抗 M2 胆碱能受体抗体等;它们通过诱导能量代谢障碍、细胞毒性反应和心肌细胞的钙超负荷等作用促进心肌炎及其后心肌病的发生发展。

3.遗传因素

DCM 患者中 20%～50%有基因变异和家族遗传背景。提示遗传缺陷在特异性 DCM 的发病过程中具有重要作用。到目前为止,在扩张型心肌病家系中采用候选基因筛查和连锁分析策略已经定位了362个染色体位点与该病相关,并已经从中成功鉴定出了322个致病基因,其中90%家族性扩张型心肌病(FDCM)的遗传方式为常染色体显性遗传,染色体连锁遗传占5%～10%,其他遗传方式如常染色体隐性遗传和线粒体遗传的患者也有少量报道。在变异的基因中主要是心肌细胞肌小节结构和调节蛋白成分,其次为通道和调节蛋白新的变异基因。

4.细胞凋亡

细胞凋亡是基因控制下的细胞程序性死亡,DCM的发生和发展中有细胞凋亡机制参与。启动细胞凋亡的因素可能有病毒感染,一氧化氮高水平表达可抑制细胞保护系统启动细胞凋亡,有些心脏的自身抗体可以通过激活凋亡信号通路,诱导心肌细胞的凋亡,从而介导DCM的发生。在病毒性心肌炎(VMC)、DCM中病毒导致的细胞凋亡可能是机体抗病毒的自然机制,也可能是免疫系统无效的机制之一。

二、临床表现

主要表现为各种心力衰竭的症状和体征。

1.症状

起病缓慢,可以无症状的心脏扩大表现许多年,或表现为各种类型的心律失常,可逐渐发展,并出现心力衰竭。可先有左心衰竭、心慌、气短、不能平卧。然后出现右心衰竭、肝脏肿大、水肿、尿少。亦可起病即表现为全心衰竭。DCM进展至终末期,较严重的症状通常表现为低输出状态和低灌注,可能合并淤血。脏器淤血症状和体征包括气急、端坐呼吸、夜间阵发性呼吸困难、晨起咳嗽、外周水肿、肺部细湿啰音、腹腔积液、肝淤血和颈静脉怒张等,低灌注可表现为恶心、呕吐、消化不良、精神改变、酸中毒、肝肾功能恶化、毛细血管再灌注减慢、皮肤湿冷、低血压、脉压减小等。美国心脏病学会和美国心脏协会(ACC/AHA)提出了一种分级方法,见表4-1。级别A的患者包括高血压、冠心病、瓣膜病、糖尿病、心肌毒性用药史、酗酒、风湿病或家族遗传性心肌病史。级别B、C、D的患者都存在心脏重构。

表4-1 ACC/AHA心力衰竭分级与NYHA心功能分级比较

ACC/AHA分级	NYHA心功能分级
A.有进展至心力衰竭的高危因素,但无心脏重构或症状	无
B.有心脏重构,但无症状或体征	Ⅰ.无临床症状的
C.有心脏重构,并有早期症状或趋势	Ⅱ.中度体力劳动后出现临床症状
D.有心脏重构和难治性心力衰竭的症状,需要专业干预	Ⅲ.轻度体力劳动后出现临床症状
	Ⅳ.静息状态下也可出现临床症状

2.体征

心脏扩大最为多见,心尖部第一心音减弱,由于相对性二尖瓣关闭不全,心尖部常可闻及收缩期杂音,偶尔心尖部可闻及舒张期杂音,心力衰竭加重时杂音增强,心力衰竭减轻时杂音减弱或消失,大约75%的患者可闻及第三心音或第四心音。

3.实验室及其他检查

(1)X线检查:心脏扩大为突出表现,以左心室扩大为主,可伴右心室扩大,也可有左心房及右心房扩大,肺血管影增粗。

(2)心电图:可有各种心律失常,以室性期前收缩最多见,心房纤维颤动次之。不同程度的房室传导阻滞、右束支传导阻滞常见。广泛 ST-T 改变、左心室肥厚、左心房肥大,由于心肌纤维化,可出现病理性 Q 波,各导联低电压。

(3)超声心动图:左心室明显扩大,左心室流出道扩张,室间隔及左心室后壁搏动幅度减弱,左心室射血分数和短轴缩短率明显下降。

(4)磁共振和CT:磁共振表现为左心室或双侧心室腔扩张,左心室多呈球形。室壁厚度均一,多在正常范围,进展性 DCM 心肌可变薄。重症病例左心房或左心室内可见附壁血栓。MRI 电影显示左心室或双侧心室弥漫性室壁运动功能降低,射血分数(EF)多在 50% 以下。左心室容积增大可引起二尖瓣瓣环扩张,从而发生二尖瓣关闭不全,磁共振电影上表现为血流无信号区。

(5)放射性核素检查:放射性核素心肌灌注显影表现为心腔扩大,心肌显影呈弥散性稀疏,心室壁搏动幅度减弱,射血分数降低。

(6)心内膜心肌活检:由于 DCM 的心肌组织病理缺乏特异性,心内膜心肌活检(EMB)对 DCM 的诊断价值有限。目前认为心肌细胞直径(肥大)、细胞核形态参数、胞浆疏松化、收缩带、心肌间质纤维化、心肌细胞排列、心内膜厚度及平滑肌细胞增生密度等指标对 DCM 具有重要的病理诊断价值。

三、诊断和鉴别诊断

(一)诊断

临床上有心脏增大、心律失常和充血性心力衰竭的患者,胸部 X 线检查心脏扩大、心胸比例>0.5,心电图上出现左束支传导阻滞图形或心房颤动等心律失常,超声心动图证实有心脏扩大和心脏弥漫性搏动减弱,应考虑扩张型心肌病可能,但要除外各种病因明确的器质性心脏病。对扩张型心肌病的进一步诊断需有完善的病史、体格检查、心功能评估、左心室射血分数(LVEF)检测。有条件者可检测患者血清中抗心肌肽类抗体,如抗心肌线粒体 ADP/ATP 载体抗体、抗肌球蛋白抗体、抗 β 肾上腺素能受体自身抗体、抗 M2 胆碱能受体抗体,作为本病的辅助诊断。

BNP 和 NT-pro BNP 可用于鉴别是否为心力衰竭以及指导治疗和进行危险分层,因为这两者为心室容量负荷和压力负荷过重的反应,与症状严重程度和 NYHA 级别相关;病情越重,充盈压越高,LVEF 越低,BNP 越高。

(二)鉴别诊断

DCM 的一些临床表现需要与其他脏器的终末期病变相鉴别,如肺部疾病(气短、呼吸困难)、肝硬化(腹腔积液、外周水肿)、肾衰竭、甲状腺功能减退(疲劳)等。运动试验和实验室检查可鉴别出非心源性疾病。DCM 在临床上易误、漏诊。年轻患者的 DCM 容易漏诊或误诊,因为可导致呼吸困难和疲劳的新发哮喘或慢性支气管炎比 DCM 更为常见。恶心、呕吐常常更易联系到消化系统疾病。其他一些心脏病也有着与 DCM 相类似的表现,如心绞痛、肥厚型心肌病、限制型心肌病、心肌炎、高血压性心脏病、心脏瓣膜病等。

四、治疗和预后

DCM 早期表现为心室扩大、心律失常,逐渐发展为心力衰竭,出现心力衰竭症状后 5 年生存率仅为 40%。目前治疗尚无特效药物及方法。治疗主要是改善症状,预防并发症和阻止病情进展,少数患者病情恶化需要进行心脏移植。

心力衰竭的基本治疗包括行为和生活方式改变,如低盐饮食、液体管理、监测体重和降低冠状动脉危险因素,使用血管紧张素转换酶抑制剂(ACEI)、利尿剂和地高辛等药物治疗,电生理治疗包括植入心律转复除颤器(ICDs)和心脏再同步治疗,必要时还需行外科手术治疗,如血运重建、瓣膜手术、心脏机械支持以及心脏移植手术。

1.ACEI

ACEI 治疗 DCM 可以降低心脏的压力负荷,有效改善症状,长期应用可以阻止心脏扩大的进程,改善患者生存率。

2.地高辛

地高辛具有增强心脏收缩力的作用,用于治疗心力衰竭和控制心率,但剂量宜偏小。

3.利尿剂

利尿剂通过增加尿量,排除机体内潴留的液体,减轻心脏前负荷,改善心功能。

4.β 受体阻滞剂

β 受体阻滞剂主要针对自身抗体治疗,避免自身抗体的产生、削弱或阻止抗体与自身抗原的结合、抑制过度的炎症反应是针对自身抗体治疗的三个主要措施。大多数自身抗体导致心肌损伤均通过活化细胞膜 β 受体或其他途径激活细胞内信号传导通路,引起细胞内钙超载介导心肌损伤。因此,β 受体阻滞剂及钙拮抗剂曾广泛应用于扩张型心肌病的治疗。心功能不全是扩张型心肌病的主要临床表现,慢性心功能不全导致心室重塑是应用 β 受体阻滞剂的指征。β 受体阻滞剂可防止心室重塑,改善长期预后。多中心临床研究表明,长期应用选择性 β 受体阻滞剂美托洛尔可有效改善扩张型心肌病患者的临床症状及心力衰竭进展。选用 β 受体阻滞剂从小剂量开始,视症状、体征调整用药,长期口服可使心肌内 β 受体密度上调从而延缓病情进展。

5.抗心律失常

室性心律失常和猝死是 DCM 常见症状,可用 β 受体阻滞剂、胺碘酮治疗,胺碘酮具有较好的抗心律失常作用,但由于具有严重的不良反应,在使用时需要严密监测,通常使用小剂量(0.2 g/d)治疗。

6.抗凝治疗

扩大的心房心室腔内易有附壁血栓形成,对有心房纤颤或深静脉血栓形成等发生栓塞性疾病风险高且没有禁忌证的患者可应用阿司匹林预防附壁血栓形成,对已形成附壁血栓和发生血栓栓塞的患者须长期抗凝治疗,可口服华法林。

7.其他药物治疗

在治疗心力衰竭的基础上加用地尔硫草,患者心胸比例、左心室舒张末内径、左心室射血分数均获不同程度改善,且病死率也降低,说明地尔硫草治疗扩张型心肌病是有效的。中药黄芪、生脉散和牛磺酸等有抗病毒、调节免疫改善心功能等作用,长期使用对改善症状及预后有一定辅助作用。

8.电生理治疗

对于 DCM 患者,LVEF≤35%、NYHA 心功能分级Ⅱ～Ⅲ级是植入心脏电复律除颤器(ICD)的Ⅰ类适应证。心脏再同步治疗(CRT)能够有效地改善顽固性心力衰竭患者的心室传导和(或)室内传导,从而改善患者的心脏功能和症状。目前,我国心力衰竭治疗指南认为,对于缺血性或非缺血性心力衰竭患者在充分抗心力衰竭药物治疗下心功能分级仍为Ⅲ～Ⅳ级,LVEF≤35%,LVEDD≥55 mm,QRS 波时限≥120 ms,且经正规综合治疗(除非有禁忌证),仍不能改善临床状况,反复以心力衰竭住院,符合 CRT 指征。

9.手术治疗

DCM 患者在某些情况下需要手术治疗,如冠状动脉病变需考虑行血运重建术。对于瓣膜病变症状明显患者可行瓣膜手术,如 DCM 导致二尖瓣的环形扩张,出现二尖瓣反流,可予以二尖瓣修补或置换术。心脏移植是 DCM 晚期的治疗选择,当患者心脏功能恶化、药物治疗无效时,同种异体心脏移植是适合的。

ACC/AHA 提出了 5 项核心措施,包括:①评估入院时、住院期间和计划的出院后的左心室功能。②对于左心室收缩功能不全(LVSD)建议使用 ACEI 或 ARB。③给予患者出院指导,包括活动级别、饮食、出院后用药、随访观察、体重监测,以及症状恶化时的处理。④成人建议戒烟。⑤对于有心房颤动的患者予以合适的抗凝治疗。这些措施可进一步改善心力衰竭患者的生活质量和预后。

10.避免治疗失误

DCM 患者需予以密切随访观察。患者需检测与药物有关的并发症,如高钾血症与 ACEI、ARB、醛固酮拮抗剂,低钾血症与利尿剂,低血压与任何可降低血压的药物,或其他药物相关问题。β 受体阻滞剂及地尔硫草治疗 DCM 的疗效是确切的,但在临床应用时应注意时机的选择,DCM 严重的心功能不全液体潴留未得到改善时使用上述药物显然是不合理的。使用地高辛时注意防止洋地黄中毒。对于出现病情进展或终末期心力衰竭的患者可予以频繁、无创检查(如6 min 步行试验)客观评估功能储备,或者血流动力学的有创检查(如右心导管检查)。心力衰竭生存分数已用于危险分层,并包括缺血性病因、静息心率、左心室射血分数、平均血压、室内传导阻滞与血钠。

DCM 一旦发生心力衰竭,预后不良,5 年病死率为 35%,10 年病死率达 70%。

五、展望

随着科学技术的发展,越来越多的 DCM 的诊断和治疗方法将会出现。提高特异性自身抗体检测的准确性、特异性抑制自身抗体导致的心肌损伤可能是今后 DCM 病因学治疗的重要方法。遗传学研究的进展将更容易诊断原因不明的家族遗传性 DCM。虽然仍在研究阶段,新的药物、干细胞治疗和人工心脏治疗可能对终末期患者提供更多的希望。

第二节 肥厚型心肌病

肥厚型心肌病是原发性心肌病的一种,以左心室和(或)右心室肥厚为特征,常为不对称肥厚并累及室间隔。典型者左室容量正常或下降,常有收缩期压力阶差。有家族史者多为常染色体显性遗传,细肌丝收缩蛋白基因突变可致病。

一、病因

肥厚型心肌病通常是遗传性的,多数都是心肌肌节收缩蛋白基因突变所致,尤其是β肌凝蛋白重链(BMHC)突变最为常见,其次是肌钙蛋白基因突变,各种突变类型甚多,其危险性不同。也有非遗传的散发病例。

不同基因、不同功能区的突变所导致的具体临床特征还未能充分阐明,但部分关键基因的关键区域的突变可能带来不良后果已有所研究。现发现,心肌肌钙蛋白T突变导致的肥厚型心肌病,肥厚较轻微,猝死比例却很高,但多数由于β肌凝蛋白重链突变导致的肥厚型心肌病猝死患者,其梗阻程度至少为中度。由于肌节蛋白基因突变,心肌收缩能力下降,于是代偿性心肌肥厚,这可能是肥厚型心肌病发病的一般规律。但肥厚型心肌病仍有很多的不同类型,从病理学来看,绝大多数肥厚型心肌病表现为室间隔非对称肥厚,常形成肥厚性主动脉瓣下狭窄。其他还有心尖肥厚、心室中部肥厚、对称性肥厚、右心室肥厚等类型。

二、病理生理

1.收缩功能

肥厚型心肌病患者收缩功能多数正常或表现为过度收缩,心排血量多数正常。由于显著的室间隔非对称性肥厚,25%的肥厚型心肌病患者伴有肥厚型心肌病特有的流出道压力阶差和二尖瓣前叶收缩期前向运动。二尖瓣前叶收缩期前向运动的形成主要与收缩期血液流经狭窄处时的漏斗效应所致,由于二尖瓣前叶移向流出道,使得左室流出道狭窄更加严重,且产生二尖瓣反流。有明显压力阶差(>50 mmHg)的患者可使每搏输出量下降。

2.舒张功能

肥厚心室的扩张性和顺应性减弱,使舒张压升高,而容量无增加。由于心室舒张减弱,心室的快速充盈期血流明显减弱,而左房收缩明显增强以促进左室的充盈。舒张功能不全与肥厚型心肌病患者的呼吸困难和胸闷有关。当并发房颤时,由于左房收缩消失,舒张期缩短,心排血量常骤然下降,带来明显的血流动力学影响和临床症状。

3.心肌缺血

由于心肌肥厚,且由于舒张功能下降和舒张末压升高,心肌需氧增加,可产生心肌缺血。由于肥厚心肌对冠脉血管的压迫,可产生冠脉供血的限制,产生心肌缺血。肥厚型心肌病患者伴有胸闷不适与心肌缺血有一定关系。部分患者还合并冠脉粥样硬化导致的心肌缺血。

4.运动诱发的血管反应

肥厚型心肌病患者运动时可诱发晕厥或近似晕厥,这主要与运动时外周血管扩张,而心排血量不能相应增加,导致血压骤降。同时,运动时心室内压增加,反射性扩张外周血管,导致血压下降。

三、临床表现

1.症状

典型者表现为呼吸困难、胸痛和晕厥三联症。呼吸困难是最常见的症状,多在劳力时发生,偶可表现为夜间阵发性呼吸困难,与肺瘀血有关。肥厚型心肌病患者左室舒张末压升高和左室的强力收缩导致左房压升高,产生肺瘀血。晕厥和近似晕厥也很常见,主要与运动时产生的低血压或心律失常有关。胸痛或胸闷也很常见,可在运动时,也可在休息时发生并且持续很长时间,使用硝酸甘油常不能迅速缓解。心悸也很常见,主要与心脏的强烈收缩有关,房性心律失常时更加明显。如发生快速心律失常,患者常常因为胸痛和呼吸困难难以忍受并伴低血压和心排血量下降。肥厚型心肌病患者可单纯表现为猝死。

2.体格检查

由于强力的心房和心室收缩,偶可触及双重心尖搏动,虽然少见,但具有特异性。由于心房收缩增强,常可闻及第四心音,或表现为第四心音奔马律,有时易于与二尖瓣狭窄的开瓣音相混淆。肥厚型心肌病患者常有快速强有力的动脉搏动,显著肥厚梗阻的患者,偶可触及双峰脉,虽然少见,但有特异性。胸骨左缘听到粗糙的收缩期喷射性杂音见于多数肥厚型患者,很少向颈部或主动脉区域传导,与血流流经狭窄的流出道有关。心尖部也常可听到收缩期杂音,呈高调吹风样,可向腋部传导,与二尖瓣反流有关。肥厚型心肌病患者的杂音与梗阻的程度有关,增加血容量,减轻梗阻的措施时杂音减弱,反之增强。如突然下蹲或吸入盐酸甲氧胺时,杂音减弱;突然直立或吸入亚硝酸异戊酯时,杂音增强;做 Valsalva 动作,用力时杂音强度增加,放松时杂音减弱。这是肥厚型心肌病杂音的一个重要特征。

四、辅助检查

1.心电图

大多数患者有心电图异常,常有左室高电压表现,部分患者电轴左偏,也可伴有左房扩大。$V_4 \sim V_6$ 导联出现 T 波倒置很常见,有时出现病理性 Q 波,特别是侧壁。期前收缩、传导阻滞也可见到。胸前导联 T 波深大、对称性倒置常见于心尖部肥厚型心肌病,有时易被误认为冠心病。

2.心脏超声

心脏超声是诊断肥厚型心肌病最重要的方法。心脏超声可评价心肌厚度,评价室间隔心肌与后壁心肌厚度的比例;评估流出道的大小及二尖瓣的运动;评估左室腔在舒张期和收缩期的内径等。室间隔非对称性肥厚、流出道狭窄及二尖瓣前叶收缩期前向运动是诊断梗阻性肥厚型心肌病的要点。

3.心导管检查

心导管检查可确定流出道压力阶差,还可通过左室造影确定肥厚型心肌病典型的心腔形态。在心脏超声应用之前,是诊断肥厚型心肌病的标准方法,现已多被心脏超声取代,但对部分病例以及行肥厚型心肌病室间隔化学消融的病例,仍需心导管准确了解梗阻的程度及压差。明显梗阻的患者,左室流出道压力阶差常超过 50 mmHg,期前收缩后心跳的动脉脉压要比窦律狭窄,而不是正常人或固定左室流出道狭窄(如主动脉瓣狭窄)(肥厚型心肌病为动力性左室流出道狭窄)时的期前收缩后心跳的脉压变宽。心室造影右前斜位呈典型的樱桃或香肠状,有助于肥厚型心肌病的诊断。

五、诊断与鉴别诊断

对临床或心电图表现类似冠心病的患者,若患者年轻,诊断冠心病依据不充分又不能用其他心脏病来解释,应想到本病的可能。结合心电图、心脏超声和心导管检查作出诊断。心脏超声是最主要的诊断方法,部分患者并无明显症状,而是因为心脏杂音或心脏超声发现和确定诊断的。

大多数肥厚型心肌病患者室间隔心肌厚度超过 1.5 cm,这是诊断肥厚型心肌病的主要依据。心尖肥厚型及其他类型的肥厚型心肌病也有相应的影像特征。但部分不典型患者,有时难以确定其准确的诊断。部分遗传性疾病如 Noonan 综合征、原发性线粒体疾病及 ATP 活化蛋白激酶基因突变等疾病可合并有心肌肥厚,但这些疾病均较为少见。在实际临床工作中,最主要的是将肥厚型心肌病与其他继发性心肌肥厚区别出来,包括高血压左室肥厚、运动员心脏、主动脉瓣狭窄等。

高血压患者一般伴有左室肥厚,但高血压左室肥厚一般较轻,室间隔厚度一般<1.3 cm,超过 1.5 cm 的极为少见。高血压左室肥厚一般为对称性肥厚。高血压左室肥厚产生二尖瓣前叶收缩期前向运动少见。明显高血压左室肥厚的患者多有长期的重度高血压病史。而有显著肥厚或明显不对称性肥厚或有显著的流出道压差和二尖瓣前叶收缩期前向运动的表现均提示肥厚型心肌病。

运动员心脏常有左室肥厚,与肥厚型心肌病有些相似,除病史之外,运动员心脏心肌厚度极少大于 1.3 cm,而肥厚型心肌病常大于 1.5 cm。另外,肥厚型心肌病心脏超声常提示心腔缩小(而运动员心脏心腔扩大),左房扩大,流出道存在压力阶差。运动员心脏心电图除左室高电压表现外,常见窦性心动过缓和不齐,而肥厚型心肌病常见的异常 Q 波、ST 段下移和 T 波倒置少见。运动员心脏运动锻炼最大吸氧量可达到 50 mL/(kg·min)或超过最大预测值的 20%,而肥厚型心肌病运动吸氧不增加。运动员心脏停止训练数月后心脏形态逐渐恢复,而肥厚型心肌病不会减轻。

六、治疗

(一)高危患者猝死的防治

肥厚型心肌病患者发生猝死的风险与突变类型有关,但由于猝死发病率低,相关研究难以汇集足够多的病例数,现在尚缺乏从遗传学角度确定其发生猝死的风险的充分数据。从临床角度,如下简单的指标可预测肥厚型心肌病:①非持续性室速。②左室壁厚度>30 mm。③运动时血压下降。④猝死家族史。⑤新近晕厥病史。对有猝死高度危险的患者,推荐植入心内除颤器(ICD),以防可能致死的恶性心律失常,也有研究提示小剂量胺碘酮可减少肥厚型心肌病患者伴发的非持续性室速,但其预防猝死的能力可能低于ICD。

(二)梗阻性肥厚型心肌病的治疗

梗阻性肥厚型心肌病患者可出现呼吸困难、胸闷胸痛、晕厥等症状,部分原因与流出道梗阻有关。减轻流出道梗阻的治疗方法主要有如下几种。

1.药物治疗

β受体阻滞剂是用来治疗肥厚型心肌病的最主要药物,通过其负性心肌作用,减弱心肌收缩,降低流出道梗阻,改善心室充盈和心肌缺血,其控制心率的作用可延长舒张期,改善心室充盈。β受体阻滞剂对猝死预防也可能有一定作用。各种选择性和非选择性β受体阻滞剂均可用于肥厚型心肌病的治疗,剂量要充足,以心率达到 60 次/min 左右为宜,以达到其效果。注意大剂量可能导致的心动过缓、传导阻滞等副作用。有轻度心力衰竭的患者,除非患者心脏有显著扩大、心肌变薄,仍有使用β受体阻滞剂的需要。另一常用药物是非二氢吡啶类钙拮抗剂维拉帕米和地尔硫䓬,此药也有负性肌力和负性频率作用,多在β受体阻滞剂使用的基础上合用,其剂量根据具体情况决定。对不能耐受β受体阻滞剂和非二氢吡啶类钙拮抗剂的患者,可考虑使用丙吡胺,此药具有抑制心肌收缩和抗心律失常作用。另外,对伴有心律失常的患者,多需联合使用胺碘酮治疗。

2.起搏治疗

右室起搏通过室间隔预先激动导致收缩早中期与左室后壁呈反向运动,使左室流出道增宽,血流速度减慢,从而消除 Venturi 效应及二尖瓣收缩期前移,解除左心室流出道梗阻及二尖瓣反流,显著改善患者症状及心脏功能。为维持正常的房室顺序收缩,一般采用 DDD 型双腔起搏方式,为使起搏能夺获心室,必须起搏器 AV 间期短于自身 PR 间期,尤其是运动时,一般调节 AV 间期在 100 ms,可最大限度地降低流出道压差。通常还需要配合β受体阻滞剂等以延长自身 PR 间期。总之,对梗阻型肥厚型心肌病伴严重症状的患者,起搏治疗是一项重要的治疗措施,尤其是药物效果不好或不能耐受药物治疗的患者,但其远期效果尚不肯定。对梗阻不严重、肥厚部位不在室间隔基底部和慢性房颤的患者不宜使用起搏治疗。

3.经冠脉室间隔化学消融

主要通过介入技术封闭供应室间隔的间隔支动脉,达到非手术方法消退肥厚室间隔的目的,改善流出道梗阻。操作方法主要是通过冠脉造影明确供血肥厚室间隔的间隔支动脉,向其注入无水酒精,导致室间隔动脉闭塞和室间隔凝固性坏死,多数患者流出道压差明显下降。室间隔化学消融术是替代手术治疗的重要途径,对有严重流出道梗阻,有明确的肥厚间隔供血动脉的患者,可考虑此方法,但其远期效果尚未明确。部分患者可产生右束支阻滞,甚至少数患者可发生完全性房室传导阻滞。

4.手术治疗

对有明显症状,但药物治疗无效的患者,手术治疗仍然是可以选择的治疗方法,其方法主要是通过切开肥厚的室间隔缓解流出道梗阻。部分术者还通过瓣膜置换术替代患者关闭不全的二尖瓣。而晚期顽固性心力衰竭患者只能进行心脏移植术。

（三）室上性心动过速的治疗及预防

肥厚型心肌病患者由于心肌舒张受限，心房回流阻力加大，易并发房性心律失常，但肥厚型心肌病患者难以耐受心房颤动、心房扑动等快速性室上性心律失常。因为发生心房颤动、心房扑动时，心率加快，左室舒张期缩短且心房收缩动力减弱以至消失，将显著影响心室的充盈，增高心房压力，出现急性肺水肿所致的呼吸困难、心肌缺血所致的胸闷胸痛、低心排血量所致的低血压甚至晕厥等表现。

肥厚型心肌病患者如产生急性心房颤动、心房扑动，应尽快给予转复，常用电转复，也可考虑使用药物。转复后需继续使用胺碘酮等维持窦律。基础 β 受体阻滞剂及非二氢吡啶类钙拮抗剂治疗对于房性心律失常的预防也非常关键。部分顽固性病例，可考虑射频消融房室结产生完全性房室阻滞再安置永久起搏器。

（四）其他治疗

对非梗阻性肥厚型心肌病患者，也可产生胸闷、气促等临床表现，其最重要的治疗措施仍然是 β 受体阻滞剂及钙拮抗剂，以减弱心肌的收缩。如果患者存在肺瘀血，可给予利尿剂治疗。肥厚型心肌病晚期可出现心脏扩大、心肌收缩减弱和心力衰竭，可给予利尿剂、ACE 抑制剂及地高辛治疗。

第三节　限制型心肌病

限制型心肌病（RCM）是一种以心肌僵硬度升高导致以舒张功能严重受损为主要特征的心肌病，可不伴有心肌的肥厚。患者心脏的收缩功能大多正常或仅有轻度受损，而舒张功能多表现为限制性舒张功能障碍。本病包括多发生在热带的心内膜纤维化（EMF）及大多发生在温带的嗜酸性粒细胞心肌病。本病在我国非常少见。

一、病因和发病机制

限制型心肌病的病因尚未清楚，可能与营养失调、食物中 5-羟色胺中毒、感染过敏以及自身免疫有关。在热带地区心内膜心肌纤维化是最常见的病因，而在其他地域，心肌淀粉样变性则是非常常见的病因之一，此外还有结节病、嗜酸性粒细胞增多症、化疗或放疗的心肌损害及由肌节蛋白基因突变导致的特发性心肌病等。家族性限制型心肌病常以常染色体显性遗传为特征，部分家族与肌钙蛋白Ⅰ基因突变有关；而另一些家族，则与结蛋白基因突变有关。

1.非浸润性原因

在非浸润性限制型心肌病中，有心肌心内膜纤维化与 Loffler 心内膜炎两种，前者见于热带，后者见于温带。心脏外观轻度或中度增大，心内膜显著纤维化与增厚，以心室流入道与心尖为主要部位，房室瓣也可被波及，纤维化可深入心肌内。附壁血栓易形成，心室腔缩小。心肌心内膜也可有钙化。

特发性限制型心肌病常与斑点状的心内膜心肌纤维化相关。常见于成人，也可见于儿童，在成人5年生存率约为64%，而在儿童的病死率较高。这种患者心功能大多是NYHA Ⅲ～Ⅳ级，与正常的心室相比心房往往显得不成比例的增大，二维超声心动图上心室运动大多正常且室壁厚度正常。组织学检查大多无特异性发现，可能有一些退行性改变，如心肌细胞肥大、排列紊乱和间质纤维化。如果病理检查发现有心肌细胞排列紊乱，应注意除外肥厚型心肌病。

2.渗出性原因

淀粉样变性是限制型心肌病最常见的病因。心肌淀粉样变性是由异常蛋白沉积于心肌间质，引起以限制型心肌病为主要表现形式的心脏疾病。淀粉样蛋白在HE染色时呈粉染物，刚果红染色偏光显微镜下显示苹果绿的双折射。电镜下，淀粉样纤维呈不分支状，直径7.5～10 nm。光镜下观察，淀粉样蛋白在外观上与电镜下观察相同，但实际上淀粉样蛋白有多种不同来源，据此可将淀粉样变性分为AL型淀粉样变性、ATTR型淀粉样变性、老年性淀粉样变性、继发性淀粉样变性等。早期确诊心肌淀粉样变性至关重要，因为一旦患者出现临床症状，则病情进展迅速且结局很差，出现心力衰竭的患者中位生存期小于6个月，延误诊断、错误诊断均可能使患者错失最佳治疗时机。

结节病是一种多系统的，以器官和组织肉芽肿样病变为特征的疾病。病因尚不完全清楚。结节病主要发生于肺组织和淋巴结，也可累及心、脾、肝、腮腺等。病变可累及心脏的任何部位，包括心包、心肌和心内膜，以心肌最为常见。左心室游离壁和室间隔最常被累及，右心室和心房也较常被累及。临床上部分患者表现为限制型心肌病或扩张型心肌病。

3.心内膜心肌原因

心内膜心肌纤维化（EMF），又称Becker病，是一种原因不明的地方性限制型心肌病，根据病变部位不同分为右心室型、左心室型、混合型三种。此病好发于非洲热带地区，尤其多见于乌干达和尼日利亚，我国较少见。目前，EMF病因尚不明确，可能与营养不良、感染及免疫有关。

4.其他原因

限制型心肌病不常见的病因包括某些遗传性疾病。其中最突出的为Fabry病。Fabry病是性连锁隐性遗传病，基因缺失位于Xq22，可导致α半乳糖苷酶A不足并致全身性细胞溶酶体内糖鞘脂积聚，常见于血管内皮和平滑肌细胞、心、肾、皮肤和中枢神经系统。其他的遗传性疾病，如Gaucher病等是限制型心肌病的少见病因。

限制型心肌病的发病机制至今仍不清楚，可能与多种因素有关，如病毒感染心内膜、营养不良、自身免疫等。近年研究认为嗜酸性粒细胞与此类心肌病关系密切。在心脏病变出现前常有嗜酸性粒细胞增多，这种嗜酸性粒细胞具有空泡和脱颗粒的形态学异常，嗜酸性粒细胞颗粒溶解、氧化代谢增高，并释放出具有细胞毒性的蛋白，主要是阳离子蛋白，可损伤心肌细胞，并作用于肌浆膜和线粒体呼吸链中的酶成分，心内膜心肌损伤程度取决于嗜酸性粒细胞向心内膜心肌浸润的严重程度和持续时间。此外，这种脱颗粒中释放的阳离子蛋白还可影响凝血系统，易形成附壁血栓，可损伤内皮细胞，抑制内皮细胞生长。嗜酸性粒细胞浸润心肌引起心肌炎，炎症的分布主要局限于内层，可由心肌内微循环的重新排列来解释。因此相继进入坏死和血栓形成期，最终进入愈合和纤维化期。关于嗜酸性粒细胞向心肌内浸润及引起嗜酸性粒细胞脱颗粒的原因尚不清楚，可能是某些特殊致病因子，如病毒、寄生虫等感染，而这些因子与心肌组织具有相同的抗原簇,诱发自身免疫反应,引起限制型心肌病。

二、临床表现

病变可局限于左心室、右心室或双心室同时受累。由于病变部位不同而有不同的临床表现。

1.右心室病变所致症状和体征

(1)主要症状:起病缓慢,腹胀、腹腔积液。由于肝充血、肿大或由于腹腔积液致腹壁紧张而腹痛。劳力性呼吸困难及阵发性夜间呼吸困难,均可由于放腹腔积液而缓解,说明呼吸困难主要由腹腔积液引起。心前区不适感,出于排血量降低而感无力,劳动力下降,半数有轻度咳嗽、咳痰。

(2)主要体征:心尖搏动减弱,心界轻度或中度扩大。第一心音减弱,胸骨左下缘吹风性收缩期杂音,可闻及第三心音。下肢水肿与腹腔积液不相称,腹腔积液量大而下肢水肿较轻。用利尿剂后下肢水肿减轻或消失,而腹腔积液往往持续存在,颈静脉怒张明显。

2.左心室病变所致症状和体征

(1)主要症状:心慌、气短。

(2)主要体征:心尖部吹风样收缩期杂音,少数心尖部有收缩期细震颤。当肺血管阻力增加时,出现肺动脉高压的表现。

3.双侧心室病变所致症状和体征

表现为右心室及左心室心内膜心肌纤维化的综合征象,但主要表现为右心室病变的症状及体征,少数患者突出表现为心律失常,多为房性心律失常,可导致右心房极度扩大,甚至虚脱、死亡,也有患者以慢性复发性大量心包积液为主要表现,常误诊为单纯心包疾病。

4.实验室及其他检查

(1)心电图:P波常高尖,QRS波可呈低电压,ST段和T波改变常见,可出现期前收缩和束支传导阻滞等心律失常,约50%的患者可发生心房颤动。

(2)X线检查:心脏扩大,右心房或左心房扩大明显,伴有心包积液时心影明显增大,可见心内膜钙化。易侵及右心室,左心室受累时常可见肺淤血。

(3)超声心动图:超声心动图是诊断限制型心肌病最重要的检查手段。二维超声心动图上其特点是心房增大,而心室大小正常或者减小;淀粉样变性患者超声心动图表现为室壁明显增厚,回声增强。部分患者可以表现为巨大心房,而患者可能并没有心房颤动等其他可能导致心房增大的原因。血流多普勒和组织多普勒技术可以更为精细的评估限制性舒张功能障碍。限制型心肌病典型的多普勒征象如下:①二尖瓣(M)和三尖瓣(T)血流。E峰升高(M>1 m/s,T>0.7 m/s),A峰降低(M<0.5 m/s,T<0.3 m/s),E/A≥2.0,EDT<160 ms,IVRT<70 ms。②肺静脉和肝静脉血流。收缩期速度低于舒张期速度,吸气时肝静脉舒张期逆向血流增加,肺静脉逆向血流速度和持续时间增加。③二尖瓣环间隔部组织多普勒显像。收缩期速度下降,舒张早期速度下降。

(4)心导管检查:心室的舒张末期压逐渐上升,造成下陷后平台波型,在左心室为主者肺动脉压可增高,在右心室为主者右心房压高,右心房压力曲线中显著的V波取代α波。限制型心肌病患者左、右心室舒张压差值常超过 5 mmHg,右心室舒张末压<1/3 右心室收缩压,右心室收缩压常>50 mmHg。左心室造影可见心内膜肥厚及心室腔缩小,心尖部钝角化,并有附壁血栓及二尖瓣关闭不全。左心室外形光滑但僵硬,心室收缩功能基本正常。

(5)心内膜心肌活检:心内膜心肌活检在限制型心肌病的诊断中有重要作用,可显示浸润性或心内膜心肌疾病。根据心内膜心肌病变的不同阶段,可有坏死、血栓形成、纤维化三种病理改变。心内膜可附有血栓,血栓内偶有嗜酸性粒细胞;心内膜可呈炎症、坏死、肉芽肿、纤维化等多种改变;心肌细胞可发生变性坏死,并可伴间质性纤维化改变。

(6)CT 和磁共振:这是鉴别限制型心肌病和缩窄性心包炎最准确的无创伤性检查手段。正常心包厚度通常<3 mm、>6 mm 表明心包增厚,结合临床评估可得到缩窄性心包炎的诊断。限制型心肌病者心包不增厚,但是需注意约 18% 的缩窄性心包炎患者的心包厚度正常,此时心脏 MRI 可以通过观察室间隔是否存在随呼吸的运动异常来协助诊断。此外,心脏 MRI 结合钆显像显示的早期强化有助于诊断心肌淀粉样变性;心脏 MRI 可以显示铁在心肌的浸润,有助于诊断血色病引起的限制型心肌病,还可显示心肌纤维化。

(7)放射性核素心室造影:①右心房明显扩大伴核素滞留。②右心室向左移位,其心尖部显示不清,左心室位于右心室的左后方,右心室流出道增宽,右心室位相延迟,右心功能降低。③肺部显像较差,肺部核素通过时间延迟。④左心室位相及功能一般在正常范围。

(8)血常规检查:血中嗜酸性粒细胞增多。

三、诊断和鉴别诊断

限制型心肌病目前还没有统一的诊断标准,欧洲心脏学会(ESC)对于心肌病的分类标准中,对于限制型心肌病有如下定义:患者心室表现为限制性舒张功能障碍,而一侧或两侧心室的舒张末期及收缩末期容积正常或减小,室壁厚度正常,并需除外缺血性心肌病、瓣膜性心脏病、心包疾病和先天性心脏病。

限制型心肌病的诊断要点:①心室腔和收缩功能正常或接近正常。②舒张功能障碍,心室压力曲线呈舒张早期快速下陷,而中晚期升高,呈平台状。③特征性病理改变,如心内膜心肌纤维化、嗜酸性粒细胞增多性心内膜炎、心脏淀粉样变和硬皮病等。

本病应与以下疾病鉴别。

1.缩窄性心包炎

缩窄性心包炎(CP)是指心脏被致密厚实的纤维化或钙化心包所包围,使心室舒张期充盈受限而产生一系列循环障碍的病征。CP 与 RCM 两者为不同病因导致心室扩张受限,心室充盈受限和舒张期容量下降引发几乎相同的临床表现,仅从临床表现上无法有效将两者区分开。然而两者的治疗又截然不同,CP 可以早期施行心包切除术以避免疾病进一步发展,RCM 无特效防治手段,治疗主要是控制心功能衰竭,且预后不良,一旦误行手术,反而加重病情。

2.肥厚型心肌病

肥厚型心肌病时心室肌可呈对称性或非对称性增厚,心室舒张期顺应性降低,舒张压升高,患者常出现呼吸困难、胸痛、晕厥。梗阻性肥厚型心肌病者可闻及收缩中晚期喷射性杂音,常伴震颤。杂音的强弱与药物和体位有关。超声心动图示病变主要累及室间隔。本病无限制型心肌病特有的舒张早期快速充盈和舒张中晚期缓慢充盈的特点,有助于鉴别。

3.缺血性心肌病

常无特征性杂音,多有异常 Q 波;超声心动图示室间隔不增厚;服用硝酸甘油等扩血管药物后胸痛等症状缓解或消失;冠状动脉造影或多排螺旋 CT 等特定检查有助于确诊。

4.高血压性心肌肥厚

高血压性心肌肥厚多有高血压史,年龄偏大;超声心动图示室壁肥厚多为向心性对称性,以左心受累和左心功能不全为特征,而限制型心肌病则常以慢性右心衰竭表现更为突出。

四、治疗和预后

对于有明确继发因素的限制型心肌病,首先应治疗其原发病。疾病早期有嗜酸性粒细胞增多症者应积极治疗,因嗜酸性粒细胞可能是本病的始动因素。推荐用糖皮质激素,如泼尼松和羟基脲。

针对限制型心肌病本身的治疗,目前尚缺乏非常有效的手段。本病常表现为心力衰竭,目前仍以对症治疗为主。值得注意的是,以心室舒张功能障碍为主,除快速房颤外,使用洋地黄似无帮助。

利尿治疗是缓解患者心力衰竭症状的重要手段,适当的使用利尿剂可以改善患者的生活质量和活动耐量,但需要注意以下问题:①限制型心肌病患者由于心肌僵硬度增加,左心前负荷的细小变化可能引起血压的较大变化。建议首先保证体循环血压,即使患者有心力衰竭的症状,也不要因为过度利尿而影响血压,过度利尿的后果除了影响血压和器官灌注外,可能会反射性兴奋交感神经而出现各种恶性心律失常,甚至引起猝死。②利尿剂仅是一种对症治疗,不能改善患者的长期预后。③由于限制型心肌病患者本身即可出现各种恶性心律失常,在使用利尿剂时应密切监测电解质平衡。

β受体阻滞剂尽管在其他心肌病中的使用越来越多,但是在限制型心肌病治疗中的作用并不肯定。使用β受体阻滞剂可能有助于减少这类患者出现恶性心律失常的风险。

控制后负荷的治疗在一些存在轻度射血分数下降或者中、重度二尖瓣反流的限制型心肌病患者中可能有用,但对于仅仅表现为限制性舒张功能障碍的患者作用并不肯定。

钙拮抗剂可能改善心室顺应性,但尚缺乏有力证据。应强调使用抗凝剂,尤其是对已有附壁血栓和(或)已发生栓塞者。

外科手术切除附壁血栓、剥除纤维化的心内膜、置换二尖瓣和(或)三尖瓣已用于临床。手术病死率约为 20%,5 年存活率为 60%。在存活者中 70%~80%心功能可望得以改善。

对于限制型心肌病有几点值得重视:①明确限制型心肌病诊断。②限制型心肌病的治疗选择主要依靠其病因,故应明确其具体病因。③密切观察以防低血压及肾功能的恶化。④对于终末期限制型心肌病患者,充分与家属沟通,做好治疗选择。

限制型心肌病患者预后较差。在儿童患者中,疾病常进行性加重,诊断后 2 年的生存率仅为 50%。即使患者心力衰竭症状并不严重,也会发生心律失常、卒中甚至猝死。既往胸痛或者晕厥症状是发生猝死的危险因素,而与是否存在心力衰竭症状无关。在另一项关于成人限制型心肌病患者预后的研究中,在平均 68 个月的随访中,50%的患者死亡,68%的死亡患者死于心血管因素,男性、年龄、心功能和左心房前后径>60 mm 是死亡的独立危险因素。

五、展望

舒张功能障碍导致的心力衰竭的定义应进一步标准化。在许多患者(尤其是心肌向心性肥厚患者)舒张功能障碍先于收缩功能障碍。对于限制型心肌病患者,舒张功能的早期检查有助于预后的改善,故应研究发现舒张功能障碍的敏感指标。磁共振成像具有无创伤、无电离辐射、软组织对比度好、特征性地显示心腔和大血管的血液流动、成像不受骨骼和气体的影响等优点,是心肌疾病诊断和随访的重要影像学工具。磁共振成像有助于限制型心肌病与缩窄性心包炎的鉴别诊断,并可明确浸润性病变的病因。

第四节　致心律失常性右室心肌病

一、概述

致心律失常性右室心肌病(ARVC)又称为右室心肌病、致心律失常性右室发育不良/心肌病(ARVD/C),为运动猝死中常见的病因,是常染色体显性遗传性疾病。ARVC 以青年常见,80%以上病例年龄在 7～40 岁,平均年龄 29 岁。男性发病率高于女性。临床上 ARVC 是一种以心律失常、心力衰竭及心源性猝死为主要表现的非炎性非冠状动脉心肌疾病。患者右心室常存在功能及结构异常,以右室心肌,特别是右室游离壁心肌逐渐被脂肪及纤维组织替代为特征。典型的心律失常为左束支阻滞图形的单形性室性心动过速(提示心动过速为右心室起源)。

二、诊断及鉴别诊断

(一)临床表现

1.心律失常

室性心律失常是该病最常见的表现,以反复发生和非持续性的室性心动过速为特征。室性心动过速发生时可出现头晕、心悸、晕厥甚至心室颤动而猝死,情绪激动或劳累等可诱发室性心动过速的发生。

2.晕厥

由于本病常并发严重的室性心律失常或心室颤动影响血流动力学引发晕厥。

3.猝死

猝死多见≤35 岁的青年人,在情绪激动或剧烈运动时可诱发猝死。少数人有猝死的家族史。

(二)分期

根据长期的临床资料观察,ARVC 的病程发展可分为 4 个时期。

1.隐匿期

右室结构仅有轻微改变,室性心律失常可以存在或不存在,突发心源性猝死可能是首次表现,且多见于剧烈活动或竞争性体育比赛的年轻人群。

2.心律失常期

表现为症状性右室心律失常,这种心律失常可以导致猝死,同时伴有明显的右心室结构功能异常。

3.右心功能障碍期

由于进行性及迁延性心肌病变导致症状进一步加重,左心室功能相对正常。

4.终末期

由于累及左室导致双室泵功能衰竭,终末期患者较易与双室扩张的 DCM 混淆。

(三)辅助检查

1.心电图检查

包括除极异常和复极异常。

(1)除极异常表现:①不完全性或完全性右束支传导阻滞。②无右束支传导阻滞患者右胸导联($V_1 \sim V_3$)QRS 波增宽,超过 110 ms。③右胸导联 R 波降低,出现率较低。④部分患者常规心电图可以出现 epsilon 波,是由部分右室纤维延迟激活形成,使用高倍放大及校正技术心电图可以在 75% 的患者中记录到 epsilon 波。

(2)复极异常表现:右胸导联($V_1 \sim V_3$)出现倒置的 T 波,与右束支传导阻滞无关。

ARVC 患者常存在室性心律失常,严重程度可存在个体差异。多数患者 Holter 检查有频发室性期前收缩(>1000 个/4 h),伴有非持续性和(或)持续性室性心动过速,多呈左束支传导阻滞形态。

2.胸部 X 线检查

心脏正常或增大,轮廓呈球形,肺动脉流出道扩张,左侧缘膨隆,多数患者心胸比$\geqslant 0.5$。

3.超声心动图检查

可见右心室舒张末期内径扩大,右室普遍性或局限性活动降低,右室壁呈节段性膨出;右心室与左心室的舒张末期内径比大于 0.5。

4.心脏核磁共振检查(CMR)

可显示右室流出道扩张,右室壁变薄,舒张期膨隆及左右心室游离壁心肌脂质浸润。

5.血管造影

冠状动脉造影多无异常。右室造影可见右心室扩大、右心室壁运动异常、右室弥漫或局限性扩张、舒张期膨隆、室壁运动异常等。

6.心肌活检

对于证实脂质的存在具有较好的特异性,但敏感性较低,活检时需要采集到异常的区域,往往错过了小的纤维脂肪组织,且活检多在室间隔上取样,该部位少有病变累及,而右室游离壁活检易引起穿孔及心脏压塞,右室游离壁活检的敏感性约为 67%,特异性约为 92%。

7.电生理检查

通过心内膜标测技术可发现激动通过右室,尤其病变部位的传导缓慢。该项检查还可确定室性心动过速的起源部位而有助于消融定位。

（四）鉴别诊断

需排除右室心肌梗死、瓣膜病、左向右分流、其他先天性疾病如 Ebstein 畸形等疾病。

（五）诊断标准

1.整体和（或）局部运动障碍和结构改变

（1）主要条件

1）二维超声：右室局部无运动，运动障碍或室壁瘤。伴以下表现之一：①右室流出道胸骨旁长轴（PLAXRVOT）≥32 mm。②右室流出道胸骨旁短轴（PSAXRVOT）≥36 mm。③或面积变化分数≤33%。

2）MRI：右室局部无运动、运动障碍或右室收缩不协调。伴以下表现：右室舒张末容积/BSA≥110 mL/m² （男），≥100 mL/m²（女）；或右室射血分数（RVEF）≤40%。

3）右室造影：右室局部无运动、运动减弱或室壁瘤。

（2）次要条件

1）二维超声：右室局部无运动或运动障碍，伴以下表现之一：①PLAXRVOT≥29 mm 至＜32 mm。②PSAXRVOT≥32 mm 至＜36 mm。③面积变化分数＞33% 至≤40%。

2）MRI：右室局部无运动、运动障碍或右室收缩不协调。伴以下表现：①右室舒张末容积/BSA≥100 mL/m² 至＜110 mL/m²（男）≥90 mL/m² 至＜100 mL/m²（女）。②RVEF＞40% 至≤45%。

2.室壁组织学特征

（1）主要条件：至少一份活检标本形态学分析显示残余心肌细胞＜60%（或估计＜50%），伴有右室游离壁心肌组织被纤维组织取代，伴有或不伴有脂肪组织取代心肌组织。

（2）次要条件：至少一份活检标本形态学分析显示残余心肌细胞 60%~75%（或估计 50%~65%），伴有右室游离壁心肌组织被纤维组织取代，伴有或不伴有脂肪组织取代心肌组织。

3.复极障碍

（1）主要条件：右胸导联 T 波倒置（V₁~V₃），或异常（14 岁以上不伴右束支传导阻滞，QRS≥120 ms）。

（2）次要条件：V₁ 和 V₂ 导联 T 波倒置（14 岁以上，不伴右束支传导阻滞），或 V₄、V₅ 或 V₆ 导联 T 波倒置；V₁~V₄ 导联 T 波倒置（14 岁以上，伴有完全性右束支传导阻滞）。

4.除极/传导异常

（1）主要条件：右胸导联（V₁~V₃）epsilon 波（在 QRS 综合波终末至 T 波之间诱发出低电位信号）。

（2）次要条件：标准心电图无 QRS 波群增宽，QRS＜110 ms 情况下，信号平均心电图至少1/3 参数显示出晚电位。QRS 滤过时程≥114 ms，＜40 μV QRS 终末时程（低振幅信号时程）≥38 ms；终末 40 ms 平方根电压≤20 μV；QRS 终末激动时间≥55 ms，测量 V₁ 或 V₂ 或 V₃ 导联 QRS 最低点至 QRS 末端包括 R′波，无完全性 RBBB。

5.心律失常

主要条件为持续性或非持续性左束支传导阻滞型室性心动过速，伴电轴向上（Ⅱ、Ⅲ、

aVFQRS 正向,aVL 负向),或电轴不明确;Holter 显示室早 24 h>500 个。

6.家族史

(1)主要条件:一级亲属中有符合诊断标准的 ARVD 的患者;一级亲属中有尸检或手术病理确诊为 ARVD 的患者;经评估明确患者具有 ARVC 致病基因有意义的突变。

(2)次要条件:一级亲属中有可疑 ARVC 患者但无法证实患者是否符合目前诊断标准;可疑 ARVC 引起早年猝死家族史(<35 岁);二级亲属中有病理证实或符合目前诊断标准的 ARVC 患者。

ARVD/C 诊断标准:①具有 2 项主要条件。②1 项主要条件加 2 项次要条件,或 4 项次要条件。

临界诊断:①具备 1 项主要条件和 1 项次要条件。②3 项不同方面的次要条件。

可疑诊断:①具备 1 项主要条件。②2 项不同方面的次要条件。

(六)危险度分层

主要评估 ARVC 患者心源性猝死的危险度,以下情况属于高危患者:①以往有心源性猝死事件发生。②存在晕厥或者记录到伴血流动力学障碍的室性心动过速。③QRS 波离散度增加。④经超声心动图或心脏核磁共振证实的严重右心室扩张。⑤累及左室,如局限性左室壁运动异常或扩张伴有收缩功能异常。⑥疾病早期即有明显症状,特别是有晕厥先兆者。

三、治疗

目前对 ARVC 可选择药物治疗、射频消融、置入 ICD 或心脏移植。

(一)药物治疗

Ⅲ类抗心律失常药物,如索他洛尔、胺碘酮治疗或联合治疗。其中,索他洛尔效果最好,疗效可达 68%～82.8%,可作为首选。胺碘酮有一定疗效,但未证明比索他洛尔更有效。联合用药方面胺碘酮和 β 受体阻滞剂合用较为有效。

(二)导管射频消融术

射频消融不是长期治本的措施。ARVC 的心律失常多灶位点决定了它的复发性。射频消融仅是一种姑息性治疗或 ICD 的辅助治疗。

(三)置入心脏自动复律除颤器(ICD)

ICD 是预防猝死最主要的手段。对于危险度评估为高危的患者进行 ICD 治疗。

(四)手术治疗

适用于药物治疗无效的致死性心律失常患者。视病情,并结合标测的室性心动过速起源部位,可施行右心室局部病变切除术、心内膜电灼剥离术。

(五)心脏移植

对难治性反复发作的室性心动过速和顽固性慢性心力衰竭患者,心脏移植是最后的选择。

第五章 心律失常

第一节 缓慢性心律失常

心动过缓是指各种原因引起的成年人的心室率＜60 次/min。心动过缓可以见于正常人，例如健康运动员在静息状态下的心率可以在 40 次/min 左右，也可以见于多种病理性状态。严重的心动过缓（心室率＜40 次/min）多见于病理状态。一般说来，当严重的心动过缓引起一些临床症状，如晕厥、黑蒙、头晕、运动耐力下降、呼吸困难、心绞痛、疲劳或精神症状等时，才需要积极的临床干预。

一、病因和发病机制

能够引起心动过缓的病因很多，可以分为心源性和非心源性两大类。其中，心源性病因可涉及的心脏传导系统部位包括窦房结、房室结、希氏束、束支和浦肯野纤维。窦房结和房室结自律性的变化、传导系统的血液供应减少或中断、支配这些结构的交感和副交感神经张力的变化以及改变传导细胞离子特性的药物等都能导致心动过缓。至今，窦房结功能不良和房室（房室结或房室结周围组织）传导阻滞是两种最主要的缓慢性心律失常。

（一）窦房结功能不良

窦房结功能不良（SND）是指各种原因引起的窦房结或其周围组织功能异常，使得窦性激动的产生或窦房传导发生延迟或中断而引起心动过缓。特发的退行性疾病是窦房结功能不良常见的原因之一。病理学研究已经表明窦房结部位纤维组织随年龄的增长而增加，与其相关的缓慢性心律失常通常是进展性的。1/3 的窦房结功能不良病例可能是冠状动脉病变所致。同种异体心脏移植伴有供体心脏窦房结功能不良的发生率较高。儿童群体中，大多数窦房结功能不良是由外科手术创伤引起的。在窦房结功能不良的患者中，17％同时有房室结功能低下。在那些仅有窦房结病变的病例中，每年约有 2.5％会出现房室传导的异常。

窦房结功能不良有 4 种不同的临床表现，这些亚型并不相互排斥，可以单独出现，也可以同时出现。

1.不适当窦性心动过缓

当窦性心动过缓（窦性心律＜60 次/min）持续存在，并且心率不随运动而相应增加则被视为不适当窦性心动过缓，它常常是窦房结功能不良的一种早期迹象。这种心律失常应与健康人在静息或睡眠状态中出现的无症状性窦性心动过缓相区别,因为后者不存在窦房结功能不良患者的变时性功能不良。心电图上表现为窦性 P 波,频率<60 次/min,PR 间期一般正常,QRS 波群时间正常(除非合并束支传导阻滞)。

2.窦性静止

窦性静止和窦性停搏两词互为换用,是指窦房结起搏细胞不能产生起搏脉冲,使心房暂时停止活动,可伴有逸搏,停搏的时间不是先前的 PP 间期的整数倍。停搏超过 3 s 者常意味着窦房结功能不良,在正常人群中很少见,可伴有或不伴有症状。相反,无症状性窦性停搏超过 2 s(但小于 3 s)可见于 11% 的健康人 24 h 动态心电图记录中,在训练有素的运动员中尤其常见。

3.窦房传导阻滞

窦房传导阻滞是指窦房结形成的冲动在向心房传导的过程中发生延缓或中断。理论上,窦房传导阻滞和房室传导阻滞一样可以分为三度。但是一度窦房传导阻滞从体表心电图上无法辨认;三度窦房传导阻滞在体表心电图上无法与窦性静止相区别;只有二度窦房传导阻滞因窦房结形成的激动部分被阻滞,未能全部下传到心房,在体表心电图上可被识别。二度窦房传导阻滞根据其心电图特点可以分为两型。二度 I 型窦房传导阻滞,即莫氏 I 型,其心电图表现为PP 间期逐渐缩短,直至脱落一个 P 波而出现长 PP 间期,较长的 PP 间期短于其前 PP 间期的 2 倍。该现象产生的原因是由于在二度 I 型窦房传导阻滞时,窦房结的冲动在向心房的传导过程中,传导时间虽然逐渐延长,但传导时间延长的程度却逐渐减少,直至窦房结的冲动完全不能传导到心房而导致。二度 I 型窦房传导阻滞应与窦性心律不齐相鉴别,后者一般无上述规律可循。二度 II 型窦房传导阻滞,即莫氏 II 型,其心电图表现为 P 波无规律的脱落,长 PP 间期是正常 PP 间期的整数倍。

4.快-慢综合征

快-慢综合征是指同一患者出现房性心动过速(阵发性房颤最常见)与持续性或间歇性的窦性或交界区心动过缓交替发作,是窦房结功能不良的常见表现之一。其典型表现为心动过速终止后的心动过缓,如较长时间的窦性停搏、窦房传导阻滞或交界性逸搏心律。患者此时可有头晕或晕厥等不适症状。心动过速也可由患者自身的心动过缓或窦性停搏诱发。这可能是因为心率减慢时,心房不应期的不均一性增加,导致心房的易损性增加,易形成房内多发折返而诱发心房纤颤等快速性心律失常。

(二)房室传导阻滞

房室传导阻滞是指心房激动向心室传导时出现延迟或障碍,可以发生于房室结-希氏-浦肯野轴的任何一个或几个水平。通过体表心电图可以判断出房室传导是仅延迟、间歇中断或完全阻滞而将房室传导阻滞分为一度、二度和三度。这种分类有助于准确地推断房室传导阻滞的部位和评估患者的预后。房室传导阻滞可见于健康人,也可见于各种病理状态下;可以是一过性的(如下壁心肌梗死后),也可以是永久的。一度房室传导阻滞在健康的年轻人中少见,但随着年龄的增长和伴发心血管疾病的增多,其发病率逐渐增加。动态心电图检查发现在健康青少年休息或睡眠时可记录到二度 I 型房室传导阻滞,但运动时该现象消失,这种房室传导阻滞应该视为正常。

1.一度房室传导阻滞

一度房室传导阻滞的体表心电图表现为 PR 间期在成年人超过 0.2 s,在儿童超过 0.18 s。在每个 P 波之后跟有一个 QRS 波,PR 间期延长且恒定。因为 PR 间期反映了从心房开始除极到心室开始除极所需的时间,因此一度房室传导阻滞可由于房室结传导延迟、房内传导缓慢或希氏-浦肯野系统传导异常引起。其中,房室结内部的传导延缓所致房室传导阻滞最常见(窄 QRS 波时占 87%),在希氏束电位图上可以见到 AV 间期大于 130 ms,HV 间期正常。如果束支阻滞同时合并一度房室传导阻滞,则需要希氏束电图来确定阻滞的部位,这些患者中有 45% 存在结下阻滞;合并存在房室结内和希浦系统的传导阻滞也不能排除。在某些先天性结构性心脏病,如 Ebstein 畸形三尖瓣下移或心内膜垫缺损时,心房内传导延缓也能导致一度房室传导阻滞。房室结双径路所致的短暂的、交替出现的一度房室传导阻滞是由于快径路(正常情况下所用的途径)阻断而经慢径路下传所引起的。当合并器质性心脏病(如强直性肌营养不良症或心内膜炎致主动脉根部脓肿累及心脏)时,一度房室传导阻滞可以演变为更高度的心脏阻滞。不同时间的动态心电图可以反映一度房室传导阻滞的进程。单纯的一度房室传导阻滞是良性的,不增加病死率。

2.二度房室传导阻滞

二度房室传导阻滞有间歇的房室传导中断,所以部分 P 波后没有 QRS 波群。可分为二度Ⅰ型(莫氏Ⅰ型)和二度Ⅱ型(莫氏Ⅱ型)。

莫氏Ⅰ型(文氏)房室传导阻滞在体表心电图上表现为 PR 间期进行性延长,直至一个 P 波阻滞不能下传至心室,阻滞后房室传导恢复,PR 间期又回到基线水平,然后又开始下一个周期。

典型的文氏传导阻滞包括以下特征:PR 间期在整个文氏周期中进行性延长;PR 间期递增量逐次递减导致 RR 间期进行性缩短;包含受阻 P 波在内的 RR 间期小于任何两个 P 波连续下传的 RR 间期之和;同阻滞前相比,阻滞后的 PR 间期缩短。符合这些典型特征的二度Ⅰ型房室传导阻滞不足 50%,更常见的是非典型类型,有更长的文氏周期。当 QRS 波群正常时,文氏传导阻滞的部位几乎都位于房室结内,很少发生在希氏束水平。即使是宽 QRS 波群,文氏阻滞仍多位于房室结内,仅少数位于希氏束以下。莫氏Ⅰ型阻滞多为良性,持续性莫氏Ⅰ型阻滞不常见,但如Ⅰ型阻滞合并双分支或三分支阻滞时,由于可能存在结下病变,进展为完全性房室传导阻滞的危险性明显增加。

莫氏Ⅱ型房室传导阻滞时,PR 间期恒定,直到阻滞发生,使 P 波突然不能下传心室。应注意与未下传的房性期前收缩相鉴别,其要点包括:P 波形态的一致性;PP 间期是否恒定;含有受阻 P 波的 RR 间期是基础 RR 间期的 2 倍。莫氏Ⅱ型房室传导阻滞通常伴有束支阻滞或双分支阻滞,后者常是右束支阻滞合并左前分支阻滞。大部分莫氏Ⅱ型房室传导阻滞的部位在希氏束或以下水平。当见到可疑莫氏Ⅱ型房室传导阻滞伴窄 QRS 波,应该考虑是 PR 间期变化较小的莫氏Ⅰ型;因为窄 QRS 波时很少有莫氏Ⅱ型,此时阻滞一般在希氏束内。如果有连续两个或两个以上的心房搏动被阻滞,称为高度Ⅱ型房室传导阻滞,其阻滞部位可位于房室结或希浦系统。当高度房室传导阻滞由房室结内阻滞引起时,下传的 QRS 波常常是窄的,也可见到文氏周期,给予阿托品或运动可恢复 1:1 传导。阻滞部位在希浦系统的心电图特点是下传的 QRS 波表现为束支阻滞,阿托品或运动不能改善其传导阻滞。有时需希氏束电图来明确阻滞部位。

3.完全性或三度房室传导阻滞

三度房室传导阻滞以心房激动从不下传心室为特点,体表心电图上表现为 P 波和 QRS 波完全分离,各自以自身的频率起搏。可以从逸搏心律 QRS 波群的形态和频率等特征推断出逸搏发生的部位和阻滞水平。完全性房室结阻滞时,房室结及以上水平的高频刺激对希氏束潜在起搏点的抑制作用取消,在没有束支传导阻滞的情况下,逸搏心律的特征有:窄 QRS 波;心率 40~60 次/min;心率在运动或应用阿托品后增加。完全性阻滞发生在希氏束或以下水平时,逸搏心律来自心室起搏点,其特征为:宽 QRS 波;心率 20~40 次/min;应用阿托品不能增加心率;腔内心电图显示 H 波紧跟 A 波,但心室除极完全与它们分离。值得注意的是,在影响患者安全和预后的因素中,逸搏心律的起源部位较逸搏的心率快慢更为重要。希氏束远端的潜在起搏点可能随时会停止起搏而导致心室停顿,并且这些起搏点易被室性心动过速等超速抑制。相反,窄 QRS 波的逸搏心律则显得更稳定。

4.隐匿性交界区期前收缩

在少数情况下,交界区期前收缩不向心房或心室传导,因而在体表心电图上的前向和逆向传导都是隐匿的,称为隐匿性交界区期前收缩;但逆行激动房室结,引起随后的心房激动落在了交界区组织的相对或有效不应期内,导致房室传导延迟甚至阻滞,分别表现为一度或二度房室传导阻滞(伪房室阻滞)。诊断需要靠希氏束电图。隐匿性交界区期前收缩应与交界区期前收缩的传出阻滞相鉴别,前者交界性期前收缩已经传出并穿越了一段距离,使足量的交界区组织对其后的冲动传导形成一定的不应期而被间接证实;后者冲动在起搏点的紧邻部位受阻,并不影响其后的冲动经房室交界区传导。

(三)慢性多分支阻滞

单分支阻滞是指右束支或左束支的一个分支传导异常。左前分支细长,支配左心室左前上方,易发生传导障碍。左前分支阻滞时,主要变化在前额面,其初始向量朝向右下方,在 0.03 s 之内经左下转向左上,使此后的主向量位于左上方。其心电图表现为:电轴左偏 −30°~90°,以等于或超过 −45° 有较肯定的诊断价值;下壁导联(Ⅱ、Ⅲ、aVF)QRS 波呈 rS 型;Ⅲ导联 S 波大于Ⅱ导联 S 波;Ⅰ、aVL 导联呈 qR 型;aVL 导联的 R 波大于Ⅰ导联的 R 波;QRS 时间轻度延长,但小于 0.12 s。左后分支粗,向下向后散开分布于左心室膈面,具有双重血液供应,故阻滞较少见。左后分支阻滞的心电图表现为:电轴右偏 90°~180°,以超过 120° 有较肯定的诊断价值;Ⅰ、aVL 导联 QRS 波呈 rS 型,Ⅲ、aVF 导联 QRS 波呈 qR 型,且 q 波时限小于 0.025 s;Ⅲ导联 R 波大于Ⅱ导联 R 波;QRS 时间小于 0.12 s。临床上诊断左后分支阻滞时应首先排除引起电轴右偏的其他原因。

双分支阻滞可以表现为如下任意一种情况:右束支阻滞＋左前分支阻滞;右束支阻滞＋左后分支阻滞;仅左束支阻滞。

三支阻滞可以表现为:右束支阻滞和左束支阻滞交替;右束支阻滞＋左前分支阻滞与右束支阻滞＋左后分支阻滞交替。易于混淆的是,后者的组合不是常说的"三束支阻滞"。三束支阻滞通常指 PR 间期延长(一度房室传导阻滞),同时有双支阻滞(房室结/希氏束被认为是一个独立的"束支")。多分支阻滞的临床意义在于其中每年约有 1% 的患者会进展为完全性房室传导阻滞。其中,右束支阻滞＋左后分支阻滞的患者发生完全性房室传导阻滞的风险相对较高,而右束支阻滞＋左前分支阻滞的患者发生完全性房室传导阻滞的风险相对较低。

二、临床表现

缓慢性心律失常患者的临床症状因人而异,部分病例没有症状,很多症状是非特异性的,包括疲劳、乏力、胸闷、呼吸短促以及活动耐力下降等。晕厥和先兆晕厥是与严重心动过缓有关的最常见症状,少数患者可发生阿斯综合征,甚至猝死。一些老年患者可表现为轻度胃肠道不适、记忆力下降、失眠、烦躁及精神异常等。快-慢综合征患者可能只有与心动过速有关的心悸和血管栓塞事件等表现。

三、诊断和鉴别诊断

心动过缓的诊断关键在于记录心率的异常和症状的相关性,确定传导阻滞的部位。传导的阻滞部位对于预测疾病的自然病程、预后和指导治疗都具有重要意义。为此,应对患者进行详细的病史采集和 12 导联心电图检查。在心电图检查中可以发现多种缓慢性心律失常,如窦性心动过缓、窦性停搏、窦房传导阻滞、房室传导阻滞等。通过心电图检查可了解患者的基本心律和心率以及传导阻滞的类型和部位;明确在心动过缓时是否有逸搏或逸搏心律以及逸搏心律的频率等。对间歇性发作或者症状的关联性不明确的患者,由于常规心电图记录时间短,可能会漏诊或误诊,需进一步长时间心电监护或记录检查。动态心电图检查(连续记录心电活动 24～72 h)能证实是否存在缓慢性心律失常,评价缓慢性心律失常的严重程度,了解临床症状与心动过缓之间的关系。事件记录器或环路记录器是相对较新的诊断工具,对那些症状发作不频繁的患者有帮助。这种装置由患者保留 1～3 个月,仅被用来记录症状发生时的心律和心率,然后由患者将记录到的心电图通过电话线发送到监测中心站。另有一种植入皮下的心电循环记录器,可不间断地记录心脏电活动达 3 年左右。

药物干预试验常用来辅助诊断。固有心率可通过静脉注射阿托品和普萘洛尔达到自主神经完全阻滞来测定。正常的固有心率呈年龄依赖性,可以通过公式计算:固有心率(次/min)＝[118.1－(0.57×年龄)]。固有心率低,表明窦房结功能异常;已知窦房结功能不良的患者而固有心率正常提示自主神经功能异常。阿托品的应用还有助于对房室传导阻滞部位的判断。自主神经在房室结和希浦系统的分布有差异,在房室结自主神经分布丰富,对交感和迷走刺激均有高度反应,而希浦系统很少受自主神经系统影响。因此,阿托品刺激可改善房室结传导,相反,由于改善了激动经过房室结下传的频率而使结下阻滞加重。

运动试验对诊断窦房结功能不良的价值有限,但在一些病例,运动试验可用于区分变时功能不良和静态心动过缓。如运动时窦性心律的频率能够达到或接近预期心率,则有助于排除窦房结功能不良;反之,则有助于窦房结功能不良的诊断。同时,由于运动可以刺激交感神经,改善房室结传导,故有和阿托品相似的作用,可用于判断二度或三度房室传导阻滞的阻滞水平。疑有二度Ⅰ型房室传导阻滞或窄 QRS 波的先天性完全性房室传导阻滞的患者在运动时心室率增高;而获得性完全性房室传导阻滞伴宽 QRS 波的患者心室率极少随运动而增加。另外,运动试验还有助于了解患者有无心肌缺血,以助明确缓慢性心律失常可能的病因。

心内电生理检查在心动过缓的诊断中应用较少,但对于怀疑黑蒙、晕厥等症状是由高度房室传导阻滞引起,而无创检查手段无法记录到时,电生理检查就是适应证。对于冠状动脉有病变的患者,电生理检查有助于明确症状是继发于房室传导阻滞或是室性心动过速。部分已知有二度或三度房室传导阻滞的患者,电生理检查有助于明确阻滞部位,帮助决定治疗方案和评价预后。电生理检查可对希氏束电图进行分析,如测量 AH 间期和 HV 间期,HV 间期显著延长超过 100 ms 时,发展为完全性房室传导阻滞的概率很高。还可通过房内和室内起搏观察房室传导情况,以及诱发室性心动过速等。

窦房结功能不良引起的心动过缓应与生理性心动过缓相鉴别,在运动试验或阿托品试验时,如果受试者的最快心率可以超过 90 次/min,则提示心动过缓多为生理性。少数情况下可能还需要行心电生理检查,明确心动过缓的原因。在心电生理检查时,如果窦房结恢复时间超过 1400 ms,甚至超过 2000 ms,或窦房传导时间超过 160 ms,则可诊断为病态窦房结综合征。

一度房室传导阻滞需与下述不同原因所致的 PR 间期延长相鉴别:①发生较早的房性期前收缩,其 PR 间期可延长,这是由于房性期前收缩激动下传时房室结尚未脱离前一次激动后的相对不应期,这是一个生理现象。②各种期前收缩(室性、交界性、房性)后的第一个窦性搏动的 PR 间期有时延长,尤其在插入性室性或交界性期前收缩后。这种 PR 间期延长是由于期前收缩隐匿性地逆向传入房室结所致(房室结逆向隐匿性传导)。③房室结双径路传导所引起的 PR 间期突然显著延长,由房室结内功能性纵行分隔引起。房室结双径或多径路在正常人中并不少见,是一个生理性现象。

莫氏Ⅰ型和莫氏Ⅱ型房室传导阻滞之间的区分很重要,因为Ⅱ型阻滞常常进展为完全性传导阻滞,从而影响预后,但文氏阻滞很少这样。区别两者最重要的心电图标志是 PR 间期是否恒定(即有无文氏现象)。细致的心电图和希氏束图研究表明,凡符合二度Ⅱ型房室传导阻滞心电图诊断的病例,心搏脱落之前和之后的下传搏动的 PR 间期是恒定的,相差不超过 5 ms。但固定的 2:1 房室传导阻滞给诊断带来困难,因为在体表心电图上不能区别这是Ⅰ型还是Ⅱ型阻滞。窄 QRS 波和新近出现的文氏阻滞高度提示阻滞部位在房室结水平,因此很可能是Ⅰ型阻滞;如果 2:1 阻滞伴宽 QRS 波,其阻滞部位应在房室结以下,Ⅱ型阻滞可能性大,但也可能位于房室结水平,确切的诊断有赖于希氏束附近的腔内电生理检查。

三度房室传导阻滞有独特的心电图表现,一般不易与其他心律失常混淆。但需要注意的是,三度房室传导阻滞时,心室率(逸搏心律)一般低于 45～50 次/min,只有在先天性房室传导阻滞时,心室率可高于 50 次/min。因此,如果发现心室率超过 60 次/min,即使有房室分离存在,应当首先考虑导致房室分离的其他原发性心律失常,如独立存在的加速性交界性自主心律。实际上,房室传导延缓伴次级起搏点频率轻度增加就可以产生完全性房室分离;如果次级起搏点的频率相当快,那么即使房室传导正常,也能产生完全性房室分离。

四、治疗和预后

对于无症状性缓慢性心律失常,通常不需要积极的医疗干预。已有 Holter 监测研究证实了 3 s 或更长时间的停搏,如无症状,没有必要进行治疗。大多数 2～5 s 的停搏是无症状性的,起搏对那些停搏而无相关症状的患者无益;停搏时间的长短与症状和预后的相关性差。但当心内电生理检查确定为结下阻滞时,因为结下阻滞进展为完全性房室传导阻滞的风险高,应该考虑预防性起搏治疗。

心动过缓最重要的治疗方法是植入永久起搏器。改善变时功能的药物作用有限,仅作为在建立起搏之前的临时抢救措施。其中阿托品和异丙肾上腺素是较为常用的药物。在植入永久性起搏器之前,应该分析患者是否存在心动过缓的可逆性原因。任何不利于心脏起搏和传导的药物,如β受体阻滞剂、地高辛、钙拮抗剂或膜敏感性的抗心律失常药物,只要有可能都应该停用,观察心动过缓是否改善。还应注意和纠正电解质紊乱,以及是否存在感染性疾病并采取相应的治疗。

窦房结功能障碍行永久性起搏治疗的适应证包括:症状性心动过缓;因窦房结变时性不良而引起症状者;由于某些疾病必须使用某些类型和剂量的药物治疗,而这些药物又可引起或加重窦性心动过缓并产生症状者。对于虽有心动过缓的症状,但未证实症状与所发生的心动过缓有关,以及不明原因晕厥合并窦房结功能不良的患者,也应考虑植入永久性起搏器。

成年人获得性房室传导阻滞行永久性起搏治疗的适应证如下。

(1)任何阻滞部位的三度和高度房室阻滞伴下列情况之一者:①有房室阻滞所致的症状性心动过缓(包括心力衰竭)或继发于房室传导阻滞的室性心律失常。②需要药物治疗其他心律失常或其他疾病,而所用药物可导致症状性心动过缓。③虽无临床症状,但业已证实心室停搏≥3 s或清醒状态时逸搏心率≤40 次/min,或逸搏心律起搏点在房室结以下者。④射频消融房室交界区导致的三度和高度房室阻滞。⑤心脏外科手术后发生的不可逆性房室传导阻滞。⑥神经肌源性疾病(肌发育不良、克塞综合征等)伴发的房室传导阻滞,无论是否有症状,因为传导阻滞随时会加重。⑦清醒状态下无症状的房颤和心动过缓者,有1次或更多至少5 s的长间歇。

(2)任何阻滞部位和类型的二度房室阻滞产生的症状性心动过缓。

(3)无心肌缺血情况下运动时的二度或三度房室阻滞。

(4)一度或二度房室阻滞伴有类似起搏器综合征的临床表现。

慢性多分支阻滞行永久性起搏治疗的适应证包括:双分支或三分支阻滞伴高度房室传导阻滞或间歇性三度房室传导阻滞;双分支或三分支阻滞伴二度Ⅱ型房室传导阻滞;交替性束支阻滞。

对于缓慢性心律失常,如不合并器质性心脏病和相关的全身性疾病,在植入永久起搏器后预后多良好。在这类患者的诊治过程中,要认真评估患者的症状,回顾患者的用药史,分析相关的心电图,明确症状和心动过缓之间的关系,这对于避免治疗过度和治疗不足都是必要的。

第二节 房性心律失常

一、房性期前收缩

提前出现的心房激动即为房性期前收缩,又称房性早搏。其发生率随年龄的增加而增加。

正常健康人在某些诱因,如疲劳、过度烟酒、喝茶或喝咖啡等后容易出现,各类器质性心脏病及其他系统疾病如甲状腺功能亢进、缺氧及二氧化碳潴留、电解质紊乱及酸碱平衡失调,洋地黄、抗心律失常药等也是常见原因。

（一）诊断标准

1.临床表现

通常无自觉症状,亦不至于引起严重的循环障碍,频发期前收缩可有明显心悸。心脏听诊可听到心搏提早出现,早搏的脉搏微弱或者摸不到。

2.辅助检查

常规心电图:①提前出现异常形态的 P′波,与窦性 P 波形态不同。②P′-R 间期大于0.12 s,P′波后 QRS 可正常或畸形(室内差传),亦可 P′波后无 QRS 波(房早未下传)。③多有不完全代偿间歇(期前收缩前后两个窦性 P 波的间距小于正常 P-P 间距的两倍)。

（二）治疗原则

(1)无器质性心脏病且无症状者不必治疗,症状明显者可用镇静药、β受体阻滞剂等。

(2)伴器质性心脏病者,以病因治疗和去除诱因为主,不主张长期使用抗心律失常药物。

(3)对房性期前收缩可诱发室上性心动过速或心房颤动者,可选用β受体阻滞剂、普罗帕酮、维拉帕米等,但对有病窦综合征或房室传导阻滞的患者应慎重。

二、房性心动过速

连续出现的 3 个或 3 个以上的房性期前收缩称为房性心动过速,简称房速。房速多见于器质性心肺疾病患者,如慢性阻塞性肺病、急性心梗、心瓣膜病、心肌炎、心肌病、心包疾病及先天性心脏病等;可发生于心、胸外科手术后,也见于无明确器质性心脏病者,称为特发性房速,常见于儿童及青少年。可由心肌缺血、缺氧、洋地黄中毒、代谢紊乱、酗酒等因素诱发。

（一）诊断标准

1.临床表现

短阵房速大多数无明显症状,有时可有心悸。持续性房速患者可有心悸、胸痛、疲乏无力、气短,甚至晕厥等。无休止性房速可引起心动过速性心肌病,可发展为心力衰竭。

2.辅助检查

(1)心电图:①房性 P′波形态与窦性不同。②心房率通常为 100～200 次/min。③发作开始时可有心率逐渐加速(温醒现象)。④P′波之间的等电位线存在。ECG 可以用来诊断房速并有助于判断是否需要治疗,也可以用 Holter 记录协助诊断。

(2)特殊检查:心内电生理检查,可以用来明确房速的诊断及其发生机制;确定房速的起源部位、指导导管消融治疗,并可评价房速的预后。

3.鉴别诊断

与房室交界区相关的折返性心动过速鉴别。

（二）治疗原则

分为药物治疗和非药物治疗,抗心律失常药物仍是房速的主要治疗措施。

(1)首先应积极治疗原发心脏病,去除诱发因素。

（2）发作时宜选用静脉制剂以有效控制心室率和转复窦性心律。①根据不同的病情选用药物，如合并心功能不全时可用洋地黄类药物，对于无明显心力衰竭者可选用β受体阻滞剂、维拉帕米或地尔硫䓬、普罗帕酮等。以上药物效果欠佳者可用胺碘酮。②伴低血压、晕厥、心衰等血流动力学障碍者，首选直流电复律。

（3）反复发作的长期药物治疗，目的是减少发作的次数及发作时的心室率。可使用不良反应比较少的β受体阻滞剂、维拉帕米或地尔硫䓬。如心功能正常，且无明显心肌缺血时可用普罗帕酮。对于冠心病患者，可首先使用β受体阻滞剂，无效时可用胺碘酮或索他洛尔。

（4）非药物治疗，射频消融是房速的主要非药物治疗方式。对临床症状明显、药物治疗效果欠佳的持续性和无休止性房速可考虑采用射频消融治疗。

三、心房扑动

心房扑动简称房扑，是指快速、规则的心房电活动，心房频率常为 $250 \sim 350$ 次/min，其发生率约是心房颤动的 1/10。阵发性房扑可发生于无器质性心脏病患者；持续性房扑见于多种疾病，如慢性阻塞性肺源性心脏病（肺心病）、心力衰竭、甲状腺功能亢进、酒精中毒、心包炎等，还可发生于心、胸外科手术后。

（一）诊断标准

1.临床表现

主要取决于发作时心室率的快慢、是否合并器质性心脏病及心功能状态。如无器质性心脏病、心功能良好且心室率不快时，患者可无明显症状；反之则可出现心慌、气短、乏力、头晕甚至晕厥等症状，在器质性心脏病患者可诱发或加重心力衰竭或引起血压下降，在冠心病患者可诱发心绞痛。体检时心室率可规则或不规则。

2.辅助检查

（1）心电图：①P波消失，代之以锯齿状扑动波（F波），F波频率一般为 $250 \sim 350$ 次/min。②扑动波之间无等电位线。③心室率不规则或规则，取决于房室传导比例是否恒定。④QRS波形态正常或畸形（差传）。

（2）特殊检查：心内电生理检查，可以用来明确房扑的发生机制；确定房扑的起源部位、指导导管消融治疗。

3.鉴别诊断

需与心房颤动鉴别。

（二）治疗原则

1.药物复律

可用药物有奎尼丁、普罗帕酮、胺碘酮或索他洛尔等，用药原则同房颤。

2.同步直流电复律

适用于房扑时心室率很快，伴有血流动力学紊乱或伴胸痛、心功能不全等严重症状时。

3.控制心室率及预防发作

如无复律指征或复律失败，治疗的主要目的是控制心室率。常用的药物有洋地黄类药物、维拉帕米及β受体阻滞剂等。对于伴有心功能不全的房扑患者，应口服地高辛控制心室率，有时房扑可能转为房颤,并在房颤时减慢其心室率。对于无心功能不全的房扑患者,可首选维拉帕米静脉给药或口服。

4.房扑的抗凝治疗

对于持续房扑合并心房增大或心功能不全的患者,应予以华法林抗凝治疗;而对其他持续性房扑者,应作食道超声检查,如有心房内血栓,也应使用华法林抗凝治疗。房扑持续时间超过48 h的患者,在采用任何方式的复律之前均应抗凝治疗。

5.介入性治疗

即房扑的射频消融,尤其是峡部依赖的房扑,应首选射频消融,成功率约90%。

四、心房颤动

心房颤动(房颤)是以不协调的心房活动为特征的室上性心动过速,是最常见的持续性心律失常,占总人口的1%～2%。在未来50年内,房颤的患病率将会至少升高1倍,主要与人口老龄化、慢性心脏病发病率增加以及先进的监测设备使得诊断率提高等有关。

房颤的患病率随年龄的增长而升高,在40～50岁的人群中,发病率低于0.5%,而在80岁以上的老年人中发生率为5%～15%。男性的患病率高于女性。在40岁以上的人群中,房颤的终生风险约为25%。房颤常常发生于器质性心脏病,但也有相当比例的房颤患者没有明显的心脏疾病。

(一)病因和发病机制

房颤的发生与维持和各种心血管疾病相关。多种因素通过促进心房组织基质的改变,对房颤的发生和维持形成累加效应:①年龄增长增加房颤发生的风险,这可能是年龄依赖的心房肌损伤和相关的传导障碍引起的。②高血压是初次诊断的房颤和房颤相关并发症的危险因素,包括卒中和系统性血栓栓塞等。③30%的房颤患者有症状性心力衰竭,并且高达30%～40%的心力衰竭患者都合并房颤。心力衰竭既可能是房颤的结果,也可能是房颤的病因。④约30%的房颤患者合并瓣膜性心脏病。左心房扩张引起的房颤常在二尖瓣狭窄和(或)反流病程的早期可以看到,而主动脉瓣疾病则多在疾病后期阶段发生房颤。⑤心肌病,包括原发性心脏电传导疾病,发生房颤的风险升高,特别是在年轻患者中。10%的房颤患者中存在较为罕见的心肌病。⑥先天性心脏缺损,包括房间隔缺损、单心室、大动脉转位性Mustard术后,或行Fontan术后的患者房颤的风险增加。10%～15%的房颤患者存在房间隔缺损。

一些非心血管疾病与房颤的发生也有关系。严重的甲状腺功能障碍可以是房颤的唯一病因,也可能会促发房颤相关的并发症。调查显示,房颤人群中甲状腺功能亢进或减退等情况并不常见,但亚临床的甲状腺功能障碍可能会引起房颤。另外,肥胖、糖尿病、慢性阻塞性肺疾病、睡眠呼吸暂停、慢性肾脏病等与房颤的发生和维持均有一定关系。

部分房颤具有家族遗传特性,尤其是早发性房颤。在过去的数年中,发现了大量的与房颤相关的遗传性心脏综合征。短QT综合征、长QT综合征以及Brugada综合征等与包括房颤在内的多种室上性心律失常相关。

房颤患者的心房在组织学上被证实常有缓慢和进展性的结构重构,该过程的典型标志是成纤维细胞通过增殖和分化形成肌纤维母细胞,并增强结缔组织的沉积和纤维化。结构重构导致肌束间的电分离和局部传导的异质性,从而引发房颤并使其持续存在。该电解剖基质使得存在多个小的折返环路成为可能,后者可以使心律失常变得稳定。

房颤患者的血流动力学可以发生变化,其影响因素包括心房协同收缩的丧失、快速的心室率、不规则的心室反应、心肌血流量减少以及长期的变化,如心房和心室心肌病。房颤发作后,心房协同机械收缩功能的急性丧失导致心排血量降低 5%～15%。对于心室顺应性降低的患者,如左心室肥厚或高血压等,由于心脏舒张期充盈主要依靠心房收缩,房颤时对心排血量的影响则更为明显。由于舒张间期缩短,因此过快的心室率限制了心室的充盈。心率相关的心室之间或心室内传导延迟可能会导致左心室的不同步和心排血量的进一步降低。此外,心室率持续性升高超过 120～130 次/min,可能导致心室心动过速性心肌病,控制心室率可能使这些心肌病的进程得到逆转,心室功能恢复正常,并防止进一步的心房扩张和损伤。

房颤使血栓性卒中的风险显著增加。左心耳处因缺乏机械收缩,血流缓慢;同时房颤时血液成分的改变,包括凝血和血小板的激活,以及炎症和生长因子异常等均导致血栓容易形成。房颤一般需持续约 48 h 才有血栓形成。即使房颤转复后,心房顿抑仍会持续 3～4 周,该时间取决于房颤的持续时间。

(二)临床表现

房颤患者的临床表现多种多样,取决于有无器质性心脏病、心功能基础、心室率快慢及发作形式等。部分患者可以没有症状,多见于心室率不快时;也可有相关症状,包括病因相关的表现、心悸、气短、乏力和心前区不适感,尤其在初次发病和阵发性房颤患者明显,严重者可出现晕厥前兆、晕厥、急性肺水肿、心绞痛或心源性休克等。心脏听诊时可有心律绝对不规则、第一心音强弱不等等表现,同时由于部分心搏的心排血量较少,可致脉搏短绌、脉搏强弱不等和血压测量结果差异较大等。如心律变为规则时,应考虑患者是否恢复了窦性心律、转变为心房扑动(房室传导比例固定)、发生完全性房室传导阻滞、出现房室交界性或室性心动过速等。

房颤时发生动脉栓塞事件的风险明显增高,尤以脑卒中的发生率、致死率和致残率最高。其中风湿性心脏病二尖瓣狭窄伴房颤的患者最易发生脑栓塞,且有反复发作倾向。约有 1/5 的卒中是由房颤引起的。阵发性房颤具有与永久性或持续性房颤相同的卒中风险。小规模的观察性研究表明,在没有明显卒中的情况下,无症状栓塞事件可能会导致房颤患者的认知功能障碍。一般说来,房颤本身和引起卒中后导致的功能损害都显著地影响房颤患者的生活质量和运动能力。

(三)诊断和鉴别诊断

体表心电图是诊断房颤的主要工具。房颤在体表心电图上具有以下特征:①绝对不规则的RR 间期,即 RR 间期不遵循重复的模式。②体表心电图上没有 P 波,代之以一系列幅度、形态和时限各不相同的颤动波。这种表现常在 V_1 导联上较明显。有时可表现为似乎规律的心房电活动。③两次心房激动之间的间期(当可以看到时)通常是变化的,平均间期多小于 200 ms(频率>300 次/min)。

临床上,根据心律失常的表现和间期将房颤分为 5 种类型。

1.初次诊断的房颤

对于首次出现房颤的患者,都被视为初次诊断的房颤患者,而不考虑心律失常的持续时间或者房颤相关症状的表现和严重程度。

2.阵发性房颤

房颤可自行终止,通常在 48 h 内。虽然阵发性房颤可能会持续长达 7 天,但 48 h 的时间点在临床上非常重要,超过该时间点,房颤自行转复的可能性不大,必须考虑抗凝治疗。

3.持续性房颤

持续性房颤是指房颤发作持续时间超过 7 天,或者需要采用药物或直流电复律等方法进行心脏复律。

4.持久性房颤

持久性房颤是指房颤持续时间≥1 年,并决定采用节律控制策略。

5.隐匿性房颤

隐匿性房颤是指无房颤相关的症状,但可能表现为房颤相关的并发症(如缺血性卒中或心动过速性心肌病),或者偶然通过心电图诊断。隐匿性房颤可能表现为任何一种时间形式的房颤。孤立性房颤多指经临床或心脏超声检查没有心肺疾病、高血压等证据的年轻房颤患者。

部分室上性心律失常可以表现为快速不规则的 RR 间期,酷似房颤,最常见的是房性心动过速和房扑,但也有罕见形式的频发心房异位搏动,或是前向性房室结双重传导。大多数房性心动过速和房扑都表现为较长的心房周长(≥200 ms)。对于任何疑似房颤的发作,都应记录12 导联心电图,并且应保证记录的时间(大于 30 s)和质量,以便评估心房活动。当心室率较快时,Valsalva 动作、颈动脉窦按摩或者腺苷静脉推注使得房室结阻滞可能会有助于分析心房的电活动。房颤的心室率取决于房室结的特性、自主神经张力、有无旁路,以及各种药物的作用。Holter 记录检测或事件记录仪进行监测有助于房颤的检测和进一步了解房颤的特点。双腔起搏器和除颤器等植入式器械可以记录心内心房电图,从而可适当检出房颤,尤其是将心律失常间期≥5 min 作为临界值的情况下。房颤可以和其他心律失常如房扑或房速一起发生。

房颤的初次评价应包括发作的特点(如阵发性或持续性)、病因和相关的心脏或非心脏疾病,以及患者的耐受性。这些可通过病史、体格检查、心电图、超声心动图和甲状腺功能检查等来完成。全面的临床评估包括发作时心脏节律的规整性,运动、情绪、饮酒等诱因,症状评估,发作的频度和持续时间,伴随疾病,酗酒史,房颤家族史等。

(四)治疗和预后

房颤患者的治疗以减轻症状和预防房颤相关的并发症为目的,包括 3 个基本方面:心率控制、抗血栓治疗和节律控制。预防房颤相关并发症依赖于抗血栓治疗、心室率控制和伴随心脏疾病的治疗。这些治疗可能已经减轻症状,但有时还需要额外的心脏复律、抗心律失常药物治疗或消融治疗来进行节律控制。

1.心率控制

对心室率的充分控制可保证心室有充足的充盈时间和避免心动过速性心肌病,减少症状和改善血流动力学状况。RACEⅡ(永久性房颤的心率控制效果)试验和之前的非随机试验的观察结果提示,开始可采用宽松的心率控制治疗策略,目标达到静息心率<110 次/min。如果患者症状依然存在,特别是不适与心率过快或紊乱有关时,应该采取更严格的心率控制目标。心室率应降低到患者症状消失或达到症状可以耐受的程度,或者明确症状是由于基础疾病所引起

而非心室率或节律所造成的。当采用严格的心率控制策略时(静息心率<80 次/min,中等运动时心率<110 次/min),必须进行 24 小时 Holter 监测来评估停搏和心动过速。如果症状是运动相关的,则必须进行运动测试。对于严格控制心率治疗后症状依然存在的患者,则需考虑进行节律控制。

房颤时心室率的主要决定因素是房室结的传导特性和不应期,以及交感和副交感神经的张力。延长房室结有效不应期的药物常能有效控制心室率。β受体阻滞剂、非二氢吡啶类钙拮抗剂(维拉帕米或地尔硫䓬)和洋地黄是常用的药物。已有许多β受体阻滞剂被证明是有效的,包括美托洛尔、阿替洛尔、纳多洛尔、卡维地洛。对于射血分数减低的房颤伴心力衰竭患者,应慎用β受体阻滞剂。维拉帕米和地尔硫䓬也是有效的药物,由于有负性肌力作用,这些药物应避免用于收缩性心力衰竭(特别是左心室射血分数<40%)。不过,这些药物(除外β受体阻滞剂)建议用于患有支气管痉挛性疾病的患者。地高辛能有效降低静息时心率,但不降低运动时心率。另外,地高辛治疗窗较窄,有不少潜在不良反应。因此,地高辛不作为心率控制的一线用药,除非该患者有严重的左心室功能不全或平时运动量很少。地高辛更适合作为附加药物,在已用β受体阻滞剂或钙拮抗剂后,患者心室率仍没有得到很好控制时应用。联合β受体阻滞剂和洋地黄对于心力衰竭患者是有益处的。胺碘酮有阻滞交感神经和钙通道的特性,对于病情危重或合并心力衰竭的患者,可选用胺碘酮控制心室率。尽管在控制房颤心室率时胺碘酮所用剂量较低,但胺碘酮长期应用时仍需权衡其不良反应,包括甲状腺功能不全和肺纤维化等。房颤复发时,决奈达隆也可有效降低心率。

在不适宜用抗心律失常和负性变时药物,药物控制心室率无效,或者用药和(或)左心房消融进行节律控制无效的情况下,可选择房室结消融后行永久起搏器植入。对这类患者房室结消融能够改善生活质量,而在病死率方面则与一般人群类似。

2.节律控制

多项随机临床研究比较了房颤患者应用心率控制+抗凝治疗策略和节律控制(应用药物)+抗凝治疗策略的结果。症状性房颤患者应多考虑节律控制策略,对于反复发作的阵发性房颤患者,部分抗心律失常药物可能均有效。对于没有或很轻的器质性心脏病患者,普罗帕酮和索他洛尔推荐为起始治疗,因为这些药物耐受性好,不良反应少。氟卡尼和普罗帕酮禁用于房颤合并冠心病和严重左心室肥厚(室间隔厚度>1.3 cm)的患者。肾功能不全的患者应慎用索他洛尔。如果这些药物不能耐受或无效,可用二线药物,如胺碘酮等。是否长期应用胺碘酮治疗应与患者讨论风险收益比。当一线药物无效时,可考虑导管或外科消融治疗。

近来决奈达隆被批准用于治疗复发性房颤。决奈达隆是一种胺碘酮的类似物,但没有胺碘酮的许多不良反应。大规模的临床试验表明决奈达隆减少了房颤患者心血管住院的风险,但该药物禁用于严重心力衰竭患者。

对于持续性房颤患者,应首先尝试节律转复,特别是没有或仅有轻微心脏病的患者。在适度的镇静下予直流电转复能有效恢复窦性节律;有时用伊布利特或多非利特行药物转复也是较好的选择。如患者房颤持续 48 h 或更长时间(或房颤持续时间不详),推荐不管使用何种方法转复,至少在转复前 3 周和后 4 周行抗凝治疗(INR 2~3)。如经食管超声检查排除了左心房血栓的存在,则转复前的抗凝治疗不常规要求。然而,即使没有左心房血栓的患者,转复后的抗凝仍然是必要的。

如果持续性房颤患者房颤再发,抗心律失常药物可有效维持转复后的窦性心律。普罗帕酮和索他洛尔被推荐为没有或仅有轻微心脏病患者的起始治疗。索他洛尔推荐为有冠状动脉疾病患者的起始治疗。心力衰竭患者以选择多非利特和胺碘酮为宜。如果患者对一线药物没有反应,可以试用二线药物,也可以选择导管或外科消融。

外科消融是在关键部位阻滞心房传导,预防持续性房颤。使用"切和缝技术"产生心房传导障碍被称为"迷宫"手术。尽管迷宫手术的成功率高,但手术复杂,存在死亡和严重并发症的风险,还没有被广泛接受,除非房颤患者因瓣膜病等需要行心脏手术。替代能源可以产生心房传导阻滞的迷宫线而无须手术切开,使操作更快、侵袭性更小且不需要心脏停搏。这些替代迷宫手术的方法包括双极射频、冷冻消融或高强度聚焦超声等。影响手术成功率的因素包括左心房大小、患者年龄、房颤的持续时间(是永久性还是阵发性房颤)、高血压和睡眠呼吸暂停等。

导管消融最初通过用射频消融的方法,在心房内膜产生线性的电隔离来效仿迷宫手术。随着观察到房颤常由肺静脉内异常电位所引起,房颤导管消融策略也发生较大的转变,多以环肺静脉的电隔离术为基础,联合应用其他方法如碎裂电位消融等。尽管房颤导管消融远期效果还有待进一步研究,但它仍是药物治疗无效患者的一个很有前景的治疗手段。

第三节 室性心律失常

一、室性期前收缩

室性期前收缩又叫室性早搏,是心室提前除极引起的心脏搏动。室性早搏是临床最常见的一种心律失常,既见于器质性心脏病患者,亦可见于无器质性心脏病的健康人,正常人发生室性早搏的机会随年龄的增长而增加。动态心电图监测发现,在大于 25 岁的健康人群中,50% 的人可检出室性早搏;大于 60 岁的健康人群中,发生率高达 100%。

(一)诊断标准

1.临床表现

患者可感到心悸不适,早搏后有较长的停歇,桡动脉搏动减弱或消失。如患者已有左室功能减退,室性早搏频繁发作可引起晕厥;频发室性早搏发作持续时间过长,可引起心绞痛与低血压。心脏听诊时,室早的第一心音增强,第二心音减弱或消失,其后有一较长间歇。

2.辅助检查

(1)心电图:①提前出现的 QRS-T 波前无相关 P 波。②提前出现的 QRS 波宽大畸形,时限>0.12 s。③T 波方向与 QRS 主波方向相反。④常为完全性代偿间歇。也可以用 Holter 记录协助诊断,并指导治疗。

(2)特殊检查:心内电生理检查,可以用来确定室性早搏起源部位,指导射频消融治疗。

3.鉴别诊断

与房性期前收缩、交界性期前收缩及室性逸搏鉴别。

（二）治疗原则

（1）无器质性心脏病且无明显症状者不必使用抗心律失常药物治疗。如有明显症状应予治疗，首先是去除诱发因素，也可适当给予镇静剂；去除诱因仍然有明显症状者可首选β受体阻滞剂，或口服美西律或普罗帕酮，应避免使用胺碘酮等。

（2）有器质性心脏病者首先应重视对原发疾病的治疗，同时要去除诱发因素，如感染、电解质及酸碱平衡失调、紧张、过度疲劳、过度烟酒、浓茶及咖啡等。药物治疗主要有β受体阻滞剂（多数情况下可作为起始治疗药物）和胺碘酮，急性心梗后早期使用β受体阻滞剂可明显减少致命性心律失常的发生率，但不主张常规预防性使用利多卡因。射频消融可用于治疗室性早搏。

（3）近年来强调根据病史、室性期前收缩的复杂程度、左心室功能，并参考信号平均心电图及心率变异性等进行危险分层，心脏性猝死高危的患者要加强治疗。

二、室性心动过速

室性心动过速（简称室速）是指激动起源于希氏束分支以下的特殊传导系统和（或）心室肌，心率>100 次/min 的心脏节律。包括持续性室性心动过速和非持续性室性心动过速。非持续性室性心动过速是指连续 3 个或 3 个以上频率>100 次/min，持续时间在 30 s 以内而自行终止的室性心律。持续性室性心动过速是指频率>100 次/min，持续时间在 30 s 以上或持续时间虽不够 30 s，但伴有血流动力学紊乱的室性心律。室速通常在心电图上表现为宽 QRS 波心动过速。尽管宽 QRS 波心动过速不一定都是室速，但约 80% 的宽 QRS 波心动过速被诊断为室速。

室速多发生于有器质性心脏病的患者，主要是冠状动脉缺血性疾病。室速发作时常常伴随着血流动力学不稳，引起症状，如胸痛、呼吸困难、心悸、晕厥，甚至导致心脏性猝死。症状的严重程度决定了治疗的紧迫性。

心肌梗死后出现以下情况预示着该患者是发生室速或心脏性猝死的高危人群：左心室功能下降、非持续性室速、晕厥、信号平均心电图心室晚电位阳性、心率变异性降低、微伏 T 波电交替、电生理检查可诱发持续性室速。对器质性心脏病所致的室速，抗心律失常药物不作为首选。如果必须药物治疗，推荐应用胺碘酮或索他洛尔。植入埋藏式心律转复除颤器（ICD）是降低心律失常性死亡最有效的方法。近年来随着植入技术的改进，导线可经静脉植入，体积小的脉冲发生器可以埋藏在胸部，使其应用得到推广。

（一）病因和发病机制

引起室性心动过速的病因很多，包括各种器质性心脏病、药物和毒物的作用、电解质紊乱和酸碱平衡失调及心脏传导系统异常等。室速的发病机制主要包括折返激动、触发活动和自律性增强。大多数室性心动过速属折返机制。

缺血性心脏病是室性心动过速最常见的原因。缺血心肌或心肌梗死后的瘢痕组织是导致室性心动过速发生和得以持续的解剖基础。供应心肌的动脉血流中断导致心肌梗死，但由于部分心肌纤维，特别是心内膜下和心肌表层的心肌纤维不完全死亡，存活的心肌纤维产生动作电位，造成低幅、延迟的碎裂电活动。另外，缺血心肌、坏死心肌和正常心肌间的电生理特性的不均一为折返的形成和持续提供了电生理基础——单向阻滞和缓慢传导。心肌缺血时,心肌细胞可发生电偶联中断或失去电活性,致使不应期延长及动作电位缩短;代谢方面的变化如细胞外高钾或酸中毒也可影响心肌细胞的电活性,从而诱发室性心动过速。

希氏束及其分支、浦肯野网和心肌形成了潜在的折返环。正常浦肯野系统具有传导快和不应期长的电生理特性,因而阻止了折返的形成和持续。当病变破坏了希氏束-浦肯野系统的电生理特性时,激动便可在这些折返环路上持续折返,形成束支折返性室性心动过速。后者在体表心电图上表现为左束支阻滞型或右束支阻滞型室性心动过速,在临床上常见于扩张型心肌病和缺血性心肌病。扩张型心肌病及致心律失常型右心室发育不良因局部心肌组织发生病变,与周围组织的传导速度和不应期不一致,可导致微折返性心动过速,也可因病变侵及传导系统而形成大折返性心动过速。与肥厚型心肌病、酒精性心肌病、甲状腺功能亢进性心肌病等有关的室速亦多属于折返性室性心动过速。

与触发机制相关的室性心动过速主要包括特发性右心室流出道室速、左心室流出道室速、尖端扭转型室速等。与自律性增强相关的室速常见于心肌急性缺血或损伤时,由交感肾上腺素能兴奋、组胺释放、坏死心肌蛋白或多肽的释放引起。急性心肌梗死后 24～48 小时内发生的自律性增加的室速是心脏性猝死的主要原因。自律性增强往往与伴有的触发活动和折返因素一起共同导致室性心动过速的发生和持续。

当室速发生于年轻人,尤其是竞技运动员时,应考虑与冠状动脉粥样硬化无关的几种冠状动脉疾病,包括冠状动脉解剖上的异常、冠状动脉痉挛、心内膜炎致冠状动脉栓塞等。部分室速发生于心脏结构相对正常的人群,包括先天性或获得性长 QT 间期综合征、Brugada 综合征、特发性室速等。

（二）临床表现

室速临床表现的影响因素较多,包括室速的心率、室速持续时间、有无器质性心脏病、心功能状态和药物使用情况等。无器质性心脏病的患者在心动过速时可能完全没有症状。持续性室速可导致心动过速性心肌病。大多数有症状的室速患者,特别是年龄＞40 岁的,多有缺血性心脏病。接下来最常见的是获得性或遗传性心肌病、瓣膜性心脏病、离子通道病和先天性心脏病。室速患者的血流动力学可以稳定,因此根据血流动力学进行诊断不可靠。正常心脏由运动诱发的室速可能比低射血分数患者（即使室速的心室率低）更好耐受。贫血或有直立性低血压史的室速患者常有早期血流动力学的变化。患者症状表现各异,包括心悸（规则或不规则）、头晕、气短、胸痛、先兆晕厥、晕厥、充血性心力衰竭,甚至心脏性猝死。其中,晕厥是心功能不良患者发生心脏性猝死的一个重要信号。35％的心功能不良患者晕厥的原因是室速;室速发生率与心功能不良严重程度相平行。

（三）诊断和鉴别诊断

室速的诊断中最重要的是与其他宽 QRS 波心动过速相鉴别,如室上速伴室内差异性传导、经旁路前传的室上速或其他快速房性节律,或心室起搏心律等。

在血流动力学稳定的患者,一些动作有助于将室上速与室速区分。在心动过速时,颈动脉按摩或 Valsalva 动作增加迷走刺激,对于快速性室上性心律失常有效,而对室速多无效。迷走刺激可以延缓房室结的传导,因此能终止房室结折返性心动过速或房室折返性心动过速,或看到房扑的波形。

体表心电图检查是鉴别室速与其他宽 QRS 波心动过速的重要手段,其中 QRS 波形态特征和独立的 P 波活动是鉴别诊断中的两大要素。

1.QRS 波群形态

室速时激动在室内传导顺序出现异常,引起 QRS 波群的增宽变形。只有起源于希浦系统的室速,QRS 形态时限近似正常。宽 QRS 波心动过速无任何背景,室速的可能性为 80%。如有心脏病史,则准确性高达 95%。

(1)心动过速呈右束支阻滞图形时 QRS 波时限超过 140 ms,呈左束支阻滞图形时其时限超过 160 ms,提示室速的诊断。一般说来,右束支阻滞图形的室速(V_1 导联 QRS 波呈正向波)多起源于左心室,而左束支阻滞图形的室速(V_1 导联 QRS 波呈负向波)多提示右心室起源。呈右束支阻滞图形的宽 QRS 波心动过速,V_1 导联呈单向 R 波或 qR 波,V_6 导联呈单向 R 波或 RS 波,但 R/S<1,强烈提示室速。呈左束支阻滞图形时,若 V_1 导联有宽大的 r 波(时限>30 ms),或 RS 时限>0.07 s(RS 时间为自 R 波起点至 S 波最低点的时间),或 V_6 导联有 Q 波,均有助于室速的诊断。对于室上速伴(功能性)束支传导阻滞,其 QRS 波应呈典型的右束支或左束支阻滞图形。

(2)宽 QRS 波心动过速时 QRS 电轴指向"西北区",即在 $-90°\sim-180°$ 之间,高度提示室速。

(3)下壁导联负向波有助于室速的诊断。

(4)胸前导联 QRS 波均无 RS 波,或有 RS 波但(任意导联)RS 时限>0.1 s 有助于室速的诊断。

(5)宽 QRS 心动过速,若胸前导联 QRS 波均呈负向波,强烈提示室速的诊断。若均呈正向波多数为室速,但应与左侧旁路前传的室上速相鉴别,窦性心律时心电图呈 W-P-W 综合征图形。

2.独立的 P 波活动

室性心动过速中有时可见独立的 P 波活动,即房室分离。P 波的频率常慢于 QRS 波的频率。P 波如来自于窦房结,常在 Ⅱ、V_1 导联表现清楚,某些 ST 段及 T 波形态的异常常提示 P 波存在。此时心电图上多可见心室夺获和室性融合波。

室性融合波是指窦性冲动经房室结传导到心室时,心室起搏点也发出了激动,两者各自控制一部分心室肌,其形成的 QRS 波形态介于正常 QRS 波和室速 QRS 波之间。夺获是指心室激动由来自于房室结以上的激动"抢先"控制,心室激动前有相关 P 波且引起窄 QRS 波(有束支阻滞或室内传导阻滞者除外)。夺获和(或)融合波均提示房室分离。房室分离为鉴别室速与室上速最有用的指标,特异性为 100%,室上性宽 QRS 波心动过速绝对不会有房室分离的发生。但由于室速的频率常常过快或其他原因,房室分离多数难以辨别,只有 20%～50% 的室速病例可以观察到房室分离。

(四)治疗和预后

1.急性期治疗

急性期治疗包括稳定患者,终止室速,而后行诊断性评价。如果患者短阵性室速但伴先兆晕厥、低血压或严重的呼吸困难,患者应该在适当的镇静后予直接同步电复律。一般 10~50 J 同步电复律即可终止室速。一旦室速终止,恢复成窦性心律,应着手采取措施防止复发。如果因宽 QRS 波使同步困难,应予非同步电除颤。如果患者室速持续和(或)无反应,应实施心肺复苏和高能量除颤。

如果室速发作时患者能够耐受,无血流动力学障碍,可以给予药物,如静脉应用普鲁卡因胺、利多卡因、胺碘酮、索他洛尔和镁剂。如果这些药物能够有效终止室速,可以继续静脉维持。除非室速发生于急性心肌缺血或心肌梗死,否则普鲁卡因胺比利多卡因更有效。胺碘酮常需要24~48 h 才能起作用,很少能快速转复单形性室速。胺碘酮可在另一种药物(如普鲁卡因胺)转复心律后用于维持窦性心律,或与该药同时合用。对合并缺血性心脏病的室速,胺碘酮优于利多卡因。罕见静脉用胺碘酮引起窦性心动过缓或房室传导阻滞。静脉用胺碘酮引起低血压较少见,常发生于静脉推注较快时。尖端扭转型室速静脉用镁剂非常有效。如果室速用药后仍未能终止,应在患者适当的镇静后进行同步电复律。对于反复发作的室速,可用竞争性心室起搏的方法防止复发;无休止发作的室速,如条件许可,可行急诊导管射频消融。应当积极寻找诱发及维持室速的各种可能因素,如心肌缺血、充血性心力衰竭、低氧、电解质紊乱和(或)药物中毒等。应立即采血查全血细胞计数、电解质,包括镁、血尿素氮、肌酐、心肌标志物、血糖和毒理学筛查。必要时查动脉血气分析。随后室速患者的治疗取决于病因和有无可逆性诱因。

对于植入埋藏式心脏除颤器的患者,在心律失常开始后的 30 s 至数分钟内应给予治疗。对该仪器的程控常可获得足够的信息,明确心律失常是超速起搏引起的,还是真正的室速并对其进行了除颤。如果判断患者有室速,但没有触发 ICD 超速起搏或电转复,有几种可能:室速的心率低于设定的感知心率,或心律失常被 ICD 误认为室上速。如果 ICD 不能被有经验的人员紧急程控,该患者应作为没有植入 ICD 治疗。事后该 ICD 应尽早被评价。

总之,新发的任何宽 QRS 波心动过速,特别是合并血流动力学不稳定者,均应当按照室速处理,直到被证明为非室性心动过速。避免静脉用维拉帕米或地尔硫草,这些药物可导致病情危重的患者血流动力学进一步恶化和促发室颤。任何房室结阻滞剂都是绝对禁忌,除非高度怀疑是室上速。房室结阻滞剂治疗室速的后果可能是灾难性的,用治疗室速的抗心律失常药物治疗室上速则不会有危险。

2.长期治疗

长期治疗以预防症状性室速的再发和心脏性猝死为目的,内容包括:危险分层、抗心律失常药物和(或)ICD 植入。

无症状性低危(左心室功能正常)非持续性室速(发作持续时间<30 s)一般无须治疗。有症状性非持续性室速可选用 β 受体阻滞剂,常能有效预防复发。β 受体阻滞剂治疗无效的患者,胺碘酮、索他洛尔可能有效,但应注意药物潜在的延长 QT 间期的作用。有持续性室速和左心室功能减低病史的患者,以及有心搏骤停病史的患者可以从 ICD 植入中获益。如果 ICD 植入后室速仍反复发作,导致多次放电,可以用胺碘酮减慢室速周长,可能使 ICD 通过超速起搏来终止随后的发作。如果胺碘酮无效,可选择 β 受体阻滞剂、索他洛尔、普鲁卡因胺和美西律,但常常效果不如胺碘酮。药物无反应而血流动力学稳定的室速可进行电生理检查。通过电激动标测和三维电解剖图技术,对环路进行定位,并可行射频消融终止折返。缺血性心脏病或扩

张型心脏病患者可以有数个环路,使射频消融很难消除室速。

3.单形性室性心动过速

单形性室速是最常见的宽 QRS 波心动过速。通常是起源于心室的规则持续性节律。多见于器质性心脏病,其中最常见的是冠心病,也可见于无器质性心脏病患者,称为特发性室速。其发生机制往往取决于潜在病因。

(1)冠心病:心肌梗死后持续性单形性室速常发生在急性心肌梗死后 2 周,局部瘢痕形成以后;在心肌梗死后数年,即使没有继续的心肌缺血,仍可发生室速,其发生率约为 3%。瘢痕中活的心肌组织提供了缓慢传导的区域,这是室速折返环能维持的关键。室壁瘤也可引起室速。严重左心室功能不全和广泛瘢痕形成的患者中发生持续性单形性室速的风险较高。室速还与心肌缺血、充血性心力衰竭、浸润性心肌病和高儿茶酚胺状态有关。晕厥的发生、晚电位阳性、心率变异性降低、T 波电交替、高位心室异位搏动、非持续性室速以及通过心室程序刺激可诱发出持续性室速,均可以预测临床是否会发生持续性室速。患有室速和冠心病的患者首先需要进行缺血评估,必要时行血运重建。可以行血运重建的患者,在血运重建后应评估植入 ICD 进行二级预防的必要性。在有冠心病和室速的患者中,ICD 在降低死亡率上优于胺碘酮或其他抗心律失常药物。对于反复发生室速的患者,抗心律失常药物如胺碘酮或索他洛尔和(或)射频消融可以降低发作的频率。

(2)扩张型心肌病:目前约有 60% 的扩张型心肌病患者在尸检时发现左心室有因纤维化而产生的多路径区域,后者可引起心肌内折返性室速。多数扩张型心肌病不合并冠心病的患者应当植入 ICD 而无须进一步评估,因为在这类患者中行电生理检查无价值。ICD 在延长扩张型心肌病患者生存期上也优于胺碘酮。

同时,扩张型心肌病患者中约 40% 的单形性宽 QRS 心动过速由束支折返环引起。束支折返性室速心室率常较快,频率约为 200 次/min,多数临床发作或程序刺激诱发表现为左束支传导阻滞图形的室速,仅个案报道是右束支阻滞型室速。束支折返性室速存在希氏束-浦肯野纤维系统功能异常和 HV 间期延长(从希氏束电图到最早记录到的心室激动的时间),冲动经左束支逆向传导,跨室间隔激动右束支形成折返环。尽管多数束支折返性室速患者需要植入 ICD,射频消融右束支可能预防室速的复发,减少 ICD 的放电频率,延长 ICD 的使用寿命,部分患者可以通过射频消融治愈。

总之,扩张型心肌病患者(尤其是合并室速的患者),应当使用最大耐受剂量的 β 受体阻滞剂和 ACEL。已植入 ICD 者使用胺碘酮或索他洛尔有助于控制反复发作的室速或房性心律失常。扩张型心肌病合并持续性房性心动过速,应考虑其诊断可能是心动过速诱发的心肌病。控制房性心律失常后可使左心室大小和功能恢复至正常或接近正常。

(3)肥厚型心肌病:肥厚型心肌病合并室速者需要植入 ICD。SCD 的危险因素有晕厥、非持续室速、SCD 家族史、运动时血压反应不足、心脏超声示室间隔厚度>30 mm。胺碘酮不改善死亡率,但能减少室性心律失常的发作。对 ICD 经常放电者使用胺碘酮、索他洛尔或多非利特可能减少放电。尽可能使用 β 受体阻滞剂,可改善左心室的舒张功能,缓解左心室流出道梗阻,改善心肌缺血。缓解左心室流出道梗阻的治疗方法还有室间隔外科手术治疗和酒精室间隔消融术。后者最主要的并发症是非靶区心肌梗死和三度房室传导阻滞;另外,其产生的室间隔瘢痕可能成为未来快速性心律失常的病灶。

(4)结节病:结节病是一种病因未明的全身性疾病,以局部或各器官累及的非干酪样肉芽肿为特征,心脏受累占 20%~27%。结节病可能浸润多处心肌组织,其临床特征是心力衰竭和心律失常。心律失常表现为严重的房室传导阻滞和室性心律失常,包括束支阻滞、完全性房室阻滞、室性心动过速和室颤等。心室肌的结节病可能成为异位自律性增高的兴奋点,或可干扰心室的去极化和复极化。局部的瘢痕组织可引起室速的反复发作。结节病引起的室速需要使用β受体阻滞剂和 ICD 治疗。

(5)致心律失常型右心室心肌病(ARVD):该病也称为致心律失常型右心室发育不良,右心室心肌组织节段或弥漫性被脂肪和纤维组织所代替。右心室游离壁多最先受累,右心室游离壁靠近心外膜的部位和中层心肌被脂肪组织替代最显著。病变可能向左心室进展,是常染色体显性遗传。ARVD 是引起心脏结构正常、伴有室速的年轻人心脏性猝死重要的原因之一。由于心肌被纤维脂肪组织替代,正常心肌组织的连续性被破坏,使心肌除极碎裂并易于形成折返环,为室性心动过速的产生提供了解剖基础。心电图的经典表现为窦性心律时呈右束支图形,V_1~V_3 导联 T 波倒置,V_1~V_3 导联 QRS 波的终末部有切迹(ε波),研究资料显示,有晕厥病史、家族史、年轻、从事剧烈体育运动、电生理检查可诱发室速、药物治疗无效、右心室扩大以及左心室受累的 ARVD 患者发生心脏性猝死的风险似乎更大。QRS 离散度≥40 ms 是 ARVD 发生心脏性猝死的强预测指标。

ARVD 引起的室速需要植入 ICD,长期使用β受体阻滞剂治疗对这些患者有益。由于右心室游离壁受侵害,因此 ICD 的电极导线应当置于右心室间隔,以免引起脂肪化右心室壁的心肌穿孔,以及由于此疾病进展而引起的感知和阈值的变化。考虑到心肌被替代的进展,射频消融的结果仍有争议。

(6)右心室流出道室性心动过速:这是一种罕见的可为儿茶酚胺诱发的心动过速,多发生于心脏结构正常的年轻患者。心电图显示 I 导联 QRS 波群振幅小,II、III、aVF 导联 R 波高大,胸导联表现类似左束支阻滞图形,电轴右偏或电轴正常。

右心室流出道室速的发生机制可能是自律性增加或触发机制。此种类型的触发活动是由环磷酸腺苷的刺激所介导的,它可导致细胞内钙的增加以及钙从肌浆网中释放,钠钙交换产生一过性的内向电流及相应的延长后除极。右心室流出道室速对腺苷和β受体阻滞剂敏感,也是少数对维拉帕米敏感的室速,可以被心室起搏所终止和诱发。右心室流出道室速很少引起心脏性猝死,因此可以给予药物治疗。目前的抗心律失常药物几乎都可用来治疗右心室流出道室速,包括β受体阻滞剂、钙拮抗剂、I 类和 III 类抗心律失常药物。对于反复发作室速者,可以进行电生理检查和射频消融治疗。在电生理检查中,常需要使用异丙肾上腺素诱发和(或)维持心动过速,以利室速起源点的标测。由于现在绝大多数右心室流出道室速都可被导管消融术治愈,因此可作为首选治疗。

(7)左心室特发性室性心动过速:多见于年轻人,主要是男性,心脏结构正常,很少引起心脏性猝死。心电图显示右束支传导阻滞伴电轴左偏,QRS 波一般比较窄,多在 100~140 ms。心室最早激动点常常在左心室心尖部或在心室左中间隔,少数位于左心室前外侧壁。这类心律失常的发生机制可能包括折返机制、触发活动和自律性增高。对于左心室特发性室速的治疗,维拉帕米的有效性已众所周知;但偶尔也会遇到静脉推注维拉帕米无法终止室速的情况,多见于心动过速已持续了较长时间,并且已经产生了大量的儿茶酚胺代谢产物时,此时可考虑普罗帕酮或胺碘酮静脉推注。由于射频消融可以根治左心室特发性室速,因此也可作为首选治疗方法。

(8)非持续性室性心动过速:又称短阵室速,是指持续3个或3个以上的室性搏动,频率>100次/min,持续时间<30 s。有些患者可无症状,有些患者可引起血流动力学变化。非持续性室速的症状包括心悸、呼吸困难、胸痛、头晕、晕厥前兆或晕厥。非持续性室速的治疗主要针对病因,由于可引起心脏性猝死,因此不容忽视。无症状的非持续室速患者,如没有器质性心脏病,不需要进一步评估。

冠心病合并非持续性室速的患者,应当评估心肌缺血的情况和是否需要进行心肌血运重建。停用任何可能导致心律失常的药物。如果没有发现可逆的室速的病因,进一步的治疗取决于LVEF。数个研究表明,左心室功能降低的非持续性室速患者常需要ICD植入治疗。多中心非持续性室速试验和多中心自动除颤器植入试验以射血分数≤35%~40%,电生理检查可诱发室颤的非持续性室速的心肌梗死后患者为研究对象,对比抗心律失常药物与ICD植入的治疗效果,显示后者使死亡率明显下降。

对于有症状的患者,可用β受体阻滞剂和抗心律失常药物如索他洛尔或胺碘酮进行辅助治疗。氟卡尼禁用于冠心病患者,通常仅用于心脏结构正常的患者。对于心脏结构正常的非持续性室速患者,如果有症状但不能耐受药物,用三维的电解剖系统标测来进行射频消融也是一个有效的策略。

4.多形性室性心动过速

多形性室速是指室速的波形有2种或2种以上,其临床表现不一,从无症状到反复发作的晕厥,甚至心脏性猝死。可见于器质性心脏病、非器质性心脏病和非心脏情况,如代谢紊乱、电解质紊乱和药物过量等。急性心肌缺血引起的多形性室速,应立即处理心肌缺血,纠正电解质紊乱。尽管这类患者心电图上的QTc间期在正常范围内,但发生室颤的风险非常高,应当在冠心病监护室内监护。心肌血运重建后,应该使用β受体阻滞剂和ACEI类药物。如果仍有多形性室速发作,应考虑植入ICD并给予抗心律失常药物治疗。

扩张型心肌病、肥厚型心肌病、结节病或致心律失常型右心室发育不良合并多形性室速,即使无心肌缺血,其预后也非常差,常需要植入ICD,随后使用β受体阻滞剂或其他抗心律失常药物治疗。

5.加速性室性自主心律

加速性室性自主心律是频率在60~110次/min的室性心律。加速性室性自主心律最常见于急性心肌梗死再灌注治疗后,偶尔见于其他情况。其产生是因为室性异位兴奋点的自律性增加。这个异位兴奋点比窦性起搏点更早发放冲动。加速性室性自主心律一般预后好,耐受性好,无须治疗。如果加速性室性自主心律引起血流动力学紊乱,可考虑使用抗心律失常药物。增加窦性心律的激动频率可能会消除加速性室性自主心律,因此可使用阿托品或心房起搏治疗。加速性室性自主心律并不增加室颤的风险和死亡率。

6.早发室性综合波(室性期前收缩)

室性期前收缩是提前出现的起源于心室肌的 QRS 波。二联律指正常 QRS 波和提前出现的 QRS 波交替。三联律指每两个正常的搏动后出现一个期前收缩。出现室性期前收缩的患者常无症状,有些患者可出现心悸、咽部不适或有心搏增强感,基础左心功能不全者可诱发眩晕、黑蒙或晕厥。一般需向患者讲明室性期前收缩可能是良性的,但也可能是潜在心脏疾病的提示,如冠心病、充血性心力衰竭、扩张型心肌病、肥厚型心肌病、浸润性疾病、结节病、致心律失常型右心室发育不良等。对于没有器质性心脏病的患者,偶发室性期前收缩或无明显症状,不必进行药物治疗;有症状的患者应解除患者的顾虑,纠正诱发因素,必要时可考虑使用镇静剂、β受体阻滞剂等。对于有器质性心脏病的患者,应以病因治疗为主,如改善冠状动脉血运、改善心功能和控制高血压等;对于多形、成对、成串的复杂性室性期前收缩,可酌情选用 β 受体阻滞剂或胺碘酮等。动态心电图检测可记录室性期前收缩的负荷。室性异位搏动占记录心率的 20% 或以上的患者发生心动过速性心肌病的风险增加。对于症状持续存在,室性期前收缩频繁发作(大于记录心率的 5%),应考虑用胺碘酮或索他洛尔行药物治疗和(或)采用射频消融治疗。

三、尖端扭转型室性心动过速

尖端扭转型室性心动过速是一种严重的室性心律失常,属于多形性室速的一种类型,发作时的特征性表现为增宽的 QRS 波群振幅和方向每隔 3~10 个心搏转至相反方向,似乎是在围绕等电位线扭转。发作持续时间一般不长,常在十几秒内转为窦性心律或恶化为室颤,但较易复发。常见原因为先天性或后天获得性心脏病、电解质紊乱、心动过缓等致 QT 间期延长。

(一)诊断标准

1.临床表现

常伴严重的血流动力学障碍,表现为反复发作的心源性晕厥或阿斯综合征。

2.心电图辅助检查

(1)发作时 QRS 波群的振幅和波峰每隔 3~10 个心搏围绕着等电位线扭转而呈周期性改变。

(2)常见 Q-T 间期显著延长>0.5 s,U 波显著。

(3)常因 R-on-T 现象或长短周期序列而诱发。

(二)治疗原则

1.去除诱因

尽快寻找和消除致 QT 间期延长的原因,如纠正电解质紊乱、停用有关药物。

2.电复律

伴明显的血流动力学障碍时应紧急电转复。

3.药物治疗

静脉使用硫酸镁;对基本心律过缓者可用阿托品及异丙肾上腺素;对先天性长 QT 综合征应用大剂量 β 受体阻滞剂;不宜用 Ⅰa、Ⅰc 及 Ⅲ类等延长 QT 间期的药物。

四、心室扑动与心室颤动

心室扑动(室扑)及心室颤动(室颤)是极为严重的心律失常,室扑是极快而规则的心室收缩;室颤是极快而不规则的、不同步的心室收缩,二者将导致心室完全丧失收缩能力,其血流动力学效应与心室停搏相同,见于多数心搏骤停及心脏性猝死的患者,也可以为各种疾病临终前的心律,极个别见于健康的人,称为特发性室颤。

(一)诊断标准

1.临床表现

意识丧失、抽搐、呼吸停止、血压测不出、听诊心音消失并不能触及大动脉搏动,如不能及时有效的抢救迅即死亡。

2.心电图辅助检查

(1)室扑发作时 QRS-T 波不能分辨,代之以连续快速的大幅正弦波图形,频率 200 ~ 250 次/min,常在短时间内蜕变为室颤

(2)室颤表现为 QRS-T 波完全消失,代之以波形、振幅与频率极不规则的细小颤动波。

(二)治疗原则

(1)非同步直流电复律一旦发生应立即非同步电复律,能量选择单向波 360 J,双向波 200 J。同时准备好心肺复苏相关药物及仪器。电击开始时间越早,成功率越高,因此应争分夺秒。

(2)保持呼吸道通畅及人工心外按压。

(3)肾上腺素是心肺复苏重要的药物之一,可使细颤转为粗颤,从而提高电复律的成功率。

(4)抗心律失常药物利多卡因或胺碘酮静脉注射,有效后予维持量。如是洋地黄中毒引起的室颤,可用苯妥英钠静脉注射。

(5)纠正酸碱平衡失调及电解质紊乱。

(6)复律后应积极治疗原发病及诱发因素,如原发病不能治愈则应考虑安装植入式自动复律除颤器(ICD)。

第四节　房室交界区性心律失常

一、房室交界区性期前收缩

指起源于房室交界区的异位起搏点的期前收缩,又称房室交界区早搏,病因与房性期前收缩类似,其发生频率比室性早搏和房性早搏都低。

(一)诊断标准

1.临床表现

通常不引起自觉症状,偶可感心悸。

2.心电图

(1)提前出现的 QRS-T 波,其前面无窦性 P 波。

(2)逆行 P′波(Ⅱ、Ⅲ、aVF 导联倒置,aVR 导联直立)可位于 QRS 波之前(P′-R 间期＜0.12 s)、之中或之后(R-P′间期＜0.2 s)。

(3)QRS 波形可正常或变形。

(4)多数情况下为完全性代偿间歇。

3.鉴别诊断

应与房性期前收缩鉴别。

(二)治疗原则

治疗病因和去除诱因,无需抗心律失常药物。

二、房室交界区性逸搏与心律

室上性激动在一定时间内不能下传到心室时,交界区起搏点便被动的发放 1～2 次激动,形成房室交界区逸搏,交界区逸搏连续出现 3 次或 3 次以上,称为房室交界区逸搏心律。

(一)诊断标准

1.临床表现

取决于原发病的临床表现,如病窦综合征、房室传导阻滞。

2.心电图

(1)延迟出现的 QRS 波群形态为室上性。

(2)逆行 P′波(Ⅱ、Ⅲ、aVF 导联倒置,aVR 导联直立)可位于 QRS 波之前(P′-R 间期＜0.12 s)、之中或之后(R-P′间期＜0.2 s)。

(3)逸搏周期 1～1.5 s,交界性逸搏心律的心室率为 40～60 次/min,通常节律整齐。

3.鉴别诊断

房室交界区性逸搏应与房室交界区期前收缩鉴别,房室交界区性逸搏心律应与窦性心动过缓和室性逸搏鉴别。

(二)治疗原则

取决于病因和基本心律。

(1)由于迷走神经张力增高一过性窦性心动过缓引起的交界区逸搏及逸搏心律无重要的临床意义。

(2)药物引起者停用相关药物。

(3)持续的交界区逸搏心律提示有器质性心脏病,如显著心动过缓者应安装起搏器。

三、非阵发性房室交界区性心动过速

非阵发性房室交界区性心动过速又称加速的交界区逸搏心律,是常见的主动性交界区心律失常。加速的交界区逸搏心律几乎总是发生在器质性心脏病患者,常见于洋地黄中毒,也可见于急性心肌梗死、心肌炎、心肌病、慢性肺源性心脏病,尤其合并感染、缺氧、低血钾等情况。

（一）诊断标准

1.临床表现

血流动力学无明显变化,多为暂时性,也不会引起心房颤动或心室颤动,属良性心律失常。

2.心电图

（1）QRS波群形态正常,其前面无窦性P波。

（2）逆行P'波（Ⅱ、Ⅲ、aVF导联倒置,aVR导联直立）可位于QRS波之前（P'R间期<0.12 s）、之中或之后（R-P间期<0.2 s）。

（3）心室率60～100次/min,通常节律整齐。

（4）与窦性心律并存时可出现干扰性或阻滞性房室脱节。

3.鉴别诊断

与房室交界区性逸搏心律鉴别。

（二）治疗原则

治疗主要针对原发疾病,洋地黄中毒者停用洋地黄,纠正缺氧、低血钾等临床情况。

四、与房室交界区相关的折返性心动过速

当异位兴奋灶自律性进一步增高或连续的折返激动时,突然发生连续3个或3个以上的期前收缩,称为阵发性心动过速,按激动的起源部位可分为室上性和室性阵发性心动过速。室上性阵发性心动过速90%以上为房室结折返性心动过速和房室折返性心动过速,因为此两种心动过速的折返环依赖于房室交界区的参与,故又称房室交界区相关的折返性心动过速。

（一）诊断标准

1.临床表现

多见于无器质性心脏病者,也可见于各种心脏病、甲状腺功能亢症、洋地黄中毒等患者。可因情绪激动、疲劳、突然用力、寒冷等刺激诱发,但亦可无明显诱因而突然发病。本病呈阵发性发作,突发突止。发作时有心悸、焦虑、乏力,但在原有器质性心脏病者可诱发心绞痛、心功能不全、晕厥或休克。

2.辅助检查

（1）心电图:①突发突止。②发作时心室率150～250次/min,节律整齐。③QRS波形态多正常,少数情况下也可宽大畸形。④无窦性P波,可见或不可见到逆行的P'波。

（2）心内电生理检查:可以用来明确室上性心动过速的发生机制,指导导管消融治疗,并可评价室上性心动过速的预后。

3.鉴别诊断

与房性心动过速相鉴别;如为房室旁路前传或伴束支传导阻滞时QRS波可增宽,此时应与室性心动过速鉴别。

（二）治疗原则

1.发作时护理

发作时立即休息,按摩一侧颈动脉窦、用力屏气等常能迅速终止发作。

2.抗心律失常药物治疗

Ⅰ～Ⅳ类抗心律失常药物均可选用,常用药物有腺苷或 ATP、维拉帕米、普罗帕酮、β 受体阻滞剂等。

3.食管起搏

如药物治疗无效或在射频消融术前停用抗心律失常药后发作室上性心动过速,可以用食管起搏的方法来终止。

4.电复律

对伴有严重血流动力学障碍(如晕厥等)者应立即电复律,对于药物或其他方法治疗无效者也可以使用电复律。

5.射频消融术

目前是阵发性室上性心动过速的首选治疗方法。绝大部分阵发性室上性心动过速患者可以通过射频消融术得到根治。

五、预激综合征

指室上性激动在下传过程中,通过旁路预先激动部分心室的综合征,又称 W-P-W 综合征。该病多见于无其他心脏异常者,少数人伴有器质性心脏病。

(一)诊断标准

1.临床表现

单纯预激不引起症状和体征。但该病常可伴发多种心律失常,其中以合并房室折返性心动过速最为常见;预激合并房颤或房扑时,房颤或房扑波沿旁路下传可引起极快的心室率,可引起低血压、晕厥甚至室颤。

2.心电图

(1)P-R 间期<0.12 s。

(2)QRS 波起始部位粗钝波(delta 波),终末部分正常。

(3)继发性 ST-T 改变。

(4)部分旁路无前传功能,仅有逆传功能,此时 P-R 间期正常,QRS 波起始部无 delta 波,但可反复发作室上性心动过速,此类旁路称为隐匿旁路。

(二)治疗原则

(1)如不合并其他心律失常无需治疗。

(2)合并房室折返性心动过速时可用药物复律(如维拉帕米、普罗帕酮)。

(3)合并房扑或房颤时常有极快的心室率而导致血流动力学障碍,此时应立即电复律。

(4)经导管射频消融旁路是最佳治疗方法,根治率大于 95%。

第六章 心包疾病

第一节 急性心包炎

一、概述

急性心包炎是指心包脏层和壁层的急性炎症,有时可并发心肌炎和心内膜炎。病因多继发于全身性疾病,临床上以非特异性、结核性、化脓性、风湿性、心肌梗死后、尿毒症和肿瘤等引起者多见。近年来,由于抗生素药物的广泛应用,细菌性和风湿性已明显减少,而急性非特异性心包炎逐渐增多。除系统性红斑狼疮性心包炎外,男性发病率明显高于女性,成人较儿童多见。

(一)急性心包炎的病因

急性心包炎的病因详见表 6-1。

表 6-1 急性心包炎的病因分类

非特异性心包炎:通过目前检查手段未能明确特异病因

感染性心包炎

    病毒性:柯萨奇病毒、流感病毒、巨细胞病毒等

    细菌性:化脓性、结核性

    真菌性:放线菌、分枝杆菌等

    其他:立克次体、支原体、肺吸虫、包囊虫等

肿瘤性心包炎

    原发性:间皮瘤、纤维肉瘤、脂肪瘤等

    继发性:乳腺癌、肺癌、淋巴瘤、白血病等

自身免疫性:风湿热、系统性红斑狼疮、皮肌炎、心包切开术后综合征、心肌梗死后综合征等

内分泌、代谢性疾病:尿毒症、甲状腺功能减退、痛风等

物理因素:创伤、放射性、介入操作相关性

药物引起的心包炎:如环孢素、异烟肼、普鲁卡因胺等

(二)急性心包炎的病理生理改变

急性纤维蛋白性心包炎或少量积液不引起血流动力学变化。但如果积液急速或大量积蓄,使心包腔内压力迅速上升,当达到一定程度时就会限制心脏的扩张,心室舒张期充盈减少,心搏

量降低。此时机体的代偿机制通过升高静脉压以增加心室的充盈;增强心肌收缩力以提高射血分数;加快心率使心排血量增加;升高周围小动脉阻力以维持动脉血压,以保持相对正常的心排血量。如心包渗液继续增加,心包腔内压力进一步增高,每搏输出量下降达临界水平时,代偿机制衰竭,升高的静脉压不能增加心室的充盈;射血分数下降;过速的心率使心室舒张期缩短和充盈减少,不再增加心排出量;小动脉收缩达到极限,动脉血压下降,导致心排出量显著下降,循环衰竭导致休克,也称为心包填塞或称心包压塞。

二、临床诊断

(一)临床表现

1.临床症状

(1)胸痛:持续性胸骨后、心前区疼痛是急性心包炎的特征。常见于炎症变化的纤维蛋白渗出阶段。可为剧痛、刀割样痛;也可呈钝痛或压榨感。疼痛常与体位改变、咳嗽、呼吸、吞咽有关。疼痛通常局限于胸骨下或心前区,类似心肌缺血的疼痛,但卧位加重,前倾位时减轻。可放射到左肩、背部、颈部或上腹部,偶向下颌、左前臂和手放射。右侧斜方肌的疼痛系心包炎的特有症状,但不常见。

(2)呼吸困难:为心包炎伴心包积液时的突出表现。

(3)全身症状:系原发病的心脏外表现,如乏力、消瘦、发热等。

(4)心包填塞:大量心包积液或短时间内快速积聚的心包积液,可发生心包填塞,产生严重呼吸困难,患者常被迫采取前倾坐位,使心包积液向下及向前移位,以减轻压迫症状。同时伴大汗、四肢冰冷,严重者出现意识恍惚、休克等症状。

2.主要体征

(1)心包摩擦音:这是急性纤维蛋白性心包炎的典型体征。听诊中有 60%～85% 的病例可听到心包摩擦音。呈抓刮样粗糙的高频声音,大多为与心室收缩和舒张有关的两个成分,呈来回样。在此音开始出现的阶段和消失之前,可能只在心室收缩期听到。心包摩擦音在心前区均可听到,但在胸骨左缘第三、四肋间、胸骨下部和剑突附近最清楚。其强度常受呼吸和体位的影响,深吸气、身体前倾或让患者取俯卧位,并将听诊器的胸件紧压胸壁时摩擦音增强。心包摩擦音常常仅出现数小时,也可以持续数天或数星期不等。当渗液出现,两层心包完全分开时,心包摩擦音消失;如两层心包有部分粘连,虽有大量心包积液,有时仍可闻及摩擦音。在心前区听到心包摩擦音,就可作出心包炎的诊断。

(2)心包积液:心尖搏动减弱、消失或出现于心浊音界左缘内侧处。心浊音界向两侧扩大、相对浊音区消失,患者由坐位转变为卧位时第二、三肋间的心浊音界增宽。心音轻而远,心率快。少数患者在胸骨左缘第三、四肋间可听得舒张早期额外音,即心包叩击音,此音在第二心音后 0.1 s 左右,声音较响,呈拍击样,是由于心室舒张时受到心包积液的限制,血流突然中止,形成漩涡和冲击心室壁产生震动所致。有大量心包渗液时,心脏向后移位,压迫左侧肺部,可引起左肺下叶不张。左肩胛角下常有浊音区、语颤增强,并可听到支气管呼吸音,称为 Ewart 征。

(3)心包填塞:心包积液快速积聚,即使仅 100 mL,也可引起急性心包填塞,表现为心动过速、血压下降和静脉压上升,如心排血量显著下降,可产生休克。当渗液积聚较慢时,除心率加速外,静脉压可显著升高,可产生颈静脉怒张,呈现 Kussmaul 征,即吸气时颈静脉充盈更明显。由于动脉收缩压降低、脉压减小,脉搏细弱,可出现奇脉。正常人在吸气时动脉血压可有轻度下降,但降低不超过 1.33 kPa(10 mmHg),因此周围脉搏强度无明显改变。当心包渗液引起心包填塞时,吸气时脉搏强度可明显减弱或消失。此外,还可出现肝大伴触痛、腹水、皮下水肿和肝颈静脉反流征阳性等体循环淤血表现。

(二)辅助检查

1.血流检查

白细胞计数及中性粒细胞在化脓性心包炎时升高。血清门冬氨酸氨基转移酶、乳酸脱氢酶和肌酸磷酸激酶正常或稍高。红细胞沉降率和 C 反应蛋白可升高。脑钠肽可用来与限制型心肌病相鉴别。肌钙蛋白检查可帮助与急性冠状动脉综合征鉴别。通过生化检查我们可以明确有无 AIDS、风湿热、各类感染、了解肝肾功能等,甲状腺功能检查,了解有无甲状腺功能减退等,有助于病因诊断。

2.心电图检查

60%～80%病例有心电图改变,多数在胸痛后数小时或几日内出现。①广泛 ST 段呈弓背向下抬高,仅 aVR 导联除外。也可以仅局限于肢体导联,如 $ST_{I,II}$ 或 $ST_{II,III}$ 抬高,T 波高尖,与 ST 段抬高性心肌梗死不同的是急性心包炎缺乏心梗时的对称部位 ST 段压低的规律。一般可持续 2 天至 2 周。数天至数周内抬高的 ST 段回落基线并进展为 ST 段压低、T 波倒置等。②QRS波群低电压和电交替,提示心包积液,P、QRS、T 波全部电交替为心包填塞的特征性表现。③P-R 段压低。除 aVR 导联外,PR 段压低,提示心包膜下心房肌受损。④窦性心动过速(除甲状腺功能减退症者外)。

3.X 线检查

对无并发症的急性心包炎的诊断价值不大。当心包渗液超过 250 mL 以上时,可出现心影增大,右侧心膈角变锐,心缘的正常轮廓消失,呈水滴状或烧瓶状,心影可随体位改变而移动。部分伴胸腔积液,多见于左侧。X 线摄片显示增大的心影伴以清晰的肺野,或短期内复查胸部 X 线检查出现心影迅速扩大,常为诊断心包渗液的早期和可靠的线索。

4.超声心动图

当心包积液量超过 50 mL 时,M 型超声心动图即显示在心室收缩时,左心室后壁与心包壁层间有液性暗区;如该暗区在舒张期也可见,表明积液量在 400～500 mL;当出现右房和右室舒张期塌陷,吸气时室间隔左移等时提示心包填塞。

5.放射性核素检查

用 ^{131m}In 或 ^{99m}Tc 标记人血白蛋白后进行心脏血池扫描检查。心包积液时显示心腔周围有空白区,心脏可缩小也可正常,心脏的外缘不规整(尤以右缘多见),扫描心影横径与 X 线心影横径的比值<0.75。核素镓扫描可显示发炎的心外膜。

6.CT 和 MRI 检查

能清晰地显示心包积液的容量和分布情况,并可分辨积液的性质,如非出血性渗液大都是低信号强度;尿毒症、外伤、结核性液体内含蛋白和细胞较多,可见中或高信号强度。CT 显示心包厚度>5 mm 可以诊断。若既无心包增厚也无心包积液则应诊断为限制型心肌病。

7.心包穿刺及活检

对诊断困难或有心包填塞征象者可行心包穿刺。将渗液作涂片、培养和找病理细胞,有助于确定病原。有1/3结核性心包炎渗液中可找到结核菌;测定腺苷脱氨基酶(ADA)活性≥30 U/L,对诊断结核性心包炎具有高度特异性;应用细胞生物学方法作聚合酶链反应(PCR)亦有助于结核的诊断。若心包积液反复发生则应行心包活检并做组织学和细菌学检查。

8.心包镜及心包活检

凡有心包积液需手术引流者,可先行心包镜检查。它可直接窥察心包,在可疑区域做心包活检,提高病因诊断的准确性。

(三)诊断和鉴别诊断

1.确定有无心包炎

急性纤维蛋白性心包炎根据典型心包摩擦音即可诊断,渗出性心包炎根据心包积液的症状、体征及心电图、超声心动图等检查一般不难做出诊断。

2.寻找病因

心包炎诊断确立,需进一步查明病因。

临床诊断中需与引起胸痛的疾病(如急性心肌缺血、心肌梗死、肺炎、胸膜炎、肺栓塞、主动脉夹层、肋软骨炎、带状疱疹等),以及出现类似心电图改变(急性心肌缺血、心肌梗死等)的疾病鉴别。通过临床特征及相关辅助检查可鉴别。

三、治疗

治疗原则:治疗原发病,改善症状,解除循环障碍。

(一)病因治疗

针对不同病因给予相应治疗。如结核性心包炎予以标准抗结核治疗;化脓性心包炎予敏感抗生素治疗;肿瘤性心包炎给予手术或放疗、化疗等。

(二)非特异性心包炎的药物治疗

1.非甾体类解热止痛抗炎药物

一般疗程2周。

2.麻醉类止痛药物

当非甾体类解热止痛抗炎药物效果不佳时,可应用麻醉类止痛药物辅助治疗。

3.糖皮质激素

非甾体类解热止痛抗炎药物效果不佳,可短暂使用糖皮质激素,如泼尼松40～60 mg/d,1～3周。

复发和反复发作的心包炎给予第二个两周疗程的非甾体类解热止痛抗炎药物或糖皮质激素或秋水仙碱疗法。顽固性复发性心包炎可考虑外科心包切除术。

(三)心包积液或心包填塞处理

(1)发生心包填塞者,无论积液量多少,均需紧急心包穿刺引流。

(2)中至大量心包积液即将发生心包填塞者行心包穿刺引流;结核性或化脓性心包炎更强调充分彻底引流以提高治疗效果和减少心包缩窄发生率。

(3)对于引流效果不佳或风险较大者,可行心包开窗引流。

第二节　心　包　积　液

一、概述

心包积液是心包炎症（如结核、细菌、病毒等）的表现，也存在于多种导致心包损害的疾病，如恶性肿瘤浸润、心包切开、尿毒症、甲状腺机能减退等。心包积液是心脏病学中的相对常见疾病，且其临床鉴别和治疗均较为复杂，值得高度重视。心包积液可使心包压力显著升高，影响心脏充盈，产生心排血量下降，此时即为心脏压塞。心脏压塞是否产生决定于液体积聚的速度和量。心脏穿孔常很快产生心脏压塞，而其积液量常常不是很多，甲减患者慢性积聚大量液体反而可不产生压塞。心脏压塞危及患者生命，必须立即进行处理。

二、临床表现

心包积液的临床表现与积液的量和积聚的速度有直接关系。少量的和偶发的积液很少引起症状，缓慢积聚的大量积液也可没有症状，心包可以容纳 1～2 L 液体而无显著的心包内压升高的临床表现。但进一步增多的积液最终导致呼吸困难、咳嗽、胸闷、吞咽困难、恶心呕吐、腹胀、水肿等表现。而快速增长的积液即使是中量也可引起心包内压的升高和威胁生命的心脏压塞。

结核性心包积液常常隐匿起病，表现为非特异性系统症状，如发热、盗汗、疲乏、体重减轻等，咳嗽、胸痛、气促也非常常见。由于慢性心脏受压，可产生右心衰竭的一系列表现。急性心脏压塞患者可能胸闷不适、呼吸困难、焦虑不安、大汗淋漓，以致休克、循环衰竭，甚至意识障碍以致死亡。体检常有心动过速、血压下降、脉压变小。发生较慢的心脏压塞常有静脉压升高的表现，如颈静脉怒张、奇脉，具有一定的特异性。

体检心脏向两侧扩大，心尖搏动减弱，心音低而遥远，可出现 Ewart 征。由于心包液压迫，可出现收缩压下降，而舒张压变化不大，脉压变小，也可出现奇脉。大量积液可出现颈静脉怒张、肝肿大和下肢水肿。心脏压塞的诊断主要依据临床和超声检查，包括：①右心塌陷，包括右房压缩和右室舒张期塌陷。②心室腔径或二尖瓣及三尖瓣血流速度随呼吸的异常变化。③下腔静脉扩张，且不随呼吸塌陷。④左室舒张期塌陷。⑤心脏摆动。

三、辅助检查

心电图检查可完全正常，大量积液可出现低电压及电交替。胸片可见心影增大，典型者呈烧瓶状或球形，但肺野清晰。需要与真正的心脏扩大相鉴别。

超声心动图发现心包间液性暗区是诊断心包积液最简单和最准确的方法。有时心脏超声可发现心脏摆动。心脏 CT 和 MRI 也是检测心包积液的敏感方法。

心包穿刺抽液进行化验是明确心包积液病因的最关键方法。主要通过常规、生化、细胞学、酶学、细菌学、分子生物学等检查手段确定积液病因。首先要确定积液为漏出液还是渗出液。对渗出液,可以为炎性积液,也可以为恶性积液。恶性积液常为血性,可见肿瘤细胞,常常乳酸脱氢酶显著升高,癌胚抗原、铁蛋白亦可显著升高,而腺苷脱氨酶显著升高时见于结核。其他原因引起的心包积液也有其相关的生化、细胞学、酶学特征。80%的结核性心包积液为血性积液,但血性积液也见于肿瘤性心包积液等病因。心包积液常规行寻找结核分枝杆菌,但阳性率很低,结核菌培养可提高阳性率,但需要3~6周后才能确定。结核菌素试验(PPD)阳性并不意味着结核菌的现在感染,可能为既往感染或卡介苗接种的结果。但PPD强阳性或PPD由阴性转为阳性,说明新近有结核菌的感染。

腺苷脱氨酶(ADA)是新近被广泛研究和应用的结核感染的特异性酶。常以心包液ADA>40 U/L为结核感染的标准,其敏感性和特异性可达90%。

结核菌DNA片段PCR法测定也有一定意义,但假阳性较高。另外,结核抗体测定意义有限。

四、治疗

心包积液需要针对病因进行治疗,若积液较多,多数患者需要穿刺引流,以明确诊断,减轻症状,但具体治疗措施和方案涉及多个方面。

穿刺引流是急性心包填塞治疗的关键,即使引流出少量液体也常常使心包内压显著下降,缓解患者症状。最常用的是剑突下心包穿刺术,也常用心尖处心包穿刺术,最好在超声引导下进行。多数情况下需要同时置管,以便持续引流。至于心包积液的病因学治疗措施同急性心包炎的处理。

抗结核化疗可显著改善结核性心包炎的预后,在抗结核问世以前,结核性心包炎的病死率为80%~90%,现已降到8%~17%。抗结核治疗方案与肺结核相同,初始两月为包含异烟肼、利福平、吡嗪酰胺、乙胺丁醇在内四联用药,继之为包含异烟肼和利福平的6个月疗程。

第三节　缩窄性心包炎

一、概述

缩窄性心包炎由心包损伤和炎症进展而来。在发展中国家,结核为主要病因,发达国家以心脏手术、放射线治疗和不明原因为主。从心包损伤和炎症反应到形成缩窄,历时长短不等,长者可以数年。缩窄性心包炎的主要病理基础为心包增厚、纤维化和钙化,使心脏充盈障碍,产生体循环淤血等一系列表现。

结核性缩窄性心包炎是结核性心包炎的严重类型,大约30%以上的结核性心包炎患者即使经过抗结核治疗及激素治疗,最终还会发展为心包缩窄。

二、临床表现

缩窄性心包炎的许多症状是非特异性的,与慢性心室充盈压上升和慢性心排血量下降有关。因为胃肠和肝脏瘀血,患者常有食欲不振、消化不良的表现。患者通常有外周水肿、肝脏肿大、颈静脉怒张的表现,也常见腹水和胸腔积液。严重者可有心源性肝硬化甚至心源性恶病质。由于心排血量下降,疲乏不适等症状常见。典型的左心衰竭如呼吸困难少见。体检有时还可发现 Kussmaul 征、奇脉、心包叩击音等。

三、辅助检查

1.心电图

典型的缩窄性心包炎的异常心电图特征是低电压、T 波倒置和房颤。

2.胸片

心影可缩小、正常或扩大,心影常常怪异。心包钙化对缩窄性心包炎的诊断具有重要提示意义,尤其是结核性缩窄性心包炎。但发现率较低。

3.心脏超声

心脏超声常可发现心包增厚,这是缩窄性心包炎的重要证据之一。对于心腔大小正常,收缩功能正常的心力衰竭患者,需要考虑缩窄性心包炎的可能。由于缩窄性心包炎特殊的心脏舒张限制,多普勒超声舒张期血流图随呼吸图形的变化有助于缩窄性心包炎的诊断及其与限制型心肌病的鉴别。

(1)随呼吸二尖瓣及三尖瓣血流的变化。在缩窄性心包炎,增厚的心包使心腔与呼吸时胸腔内压力的变化分离,在吸气时,胸腔内压力的下降可传递至肺静脉,但不能传递至左室,这就削弱了左室舒张充盈所需的压力,流经二尖瓣的血流速度下降,相反流经三尖瓣的血流增加。呼气相则产生相反的变化。

(2)随呼吸肺静脉及肝静脉血流的变化。由于心包的限制和心脏充盈的限制,缩窄性心包炎患者随呼吸运动,其反映左心充盈的肺静脉血流及反映右心充盈的肝静脉血流明显变化。而正常人和限制型心肌病患者,其血流随呼吸变化不大。

4.心脏导管术

(1)心房压,右心房压呈 W 形。这种形态的形成包括显著的 a 波(由于心室压力增高,心房强力收缩造成),一个明显的 X 倾斜和陡峭的 Y 倾斜组成(由于心室舒张早期快速充盈形成)。

(2)心室压,心室压力波形为一典型的下陷和高平原波形,称为"平方根号"形波形。起初的下陷反映了等容舒张阶段压力的下降,随后的上升反映了舒张早期充盈,最后的平原代表一旦达到坚实心包的限制,血流就停止了。另外,缩窄性心包炎患者两侧心室舒张末期压力等同地升高,两侧差别小于 5 mmHg。右室收缩压一般小于 50 mmHg,右室舒张末期压较收缩期压力高出 1/3。这些也有助于缩窄性心包炎与限制型心肌病的鉴别。

5.心内膜心肌活检

心内膜心肌活检有助于发现淀粉样变性、血色病、结节病等限制型心肌病的证据。对缩窄性心包炎无特异,主要用于两者的鉴别诊断。

四、诊断与鉴别诊断

根据临床表现和客观检查确定缩窄性心包炎的诊断,其主要难点在于缩窄性心包炎和限制型心肌病的鉴别。最常见的限制型心肌病类型为淀粉样变性、血色病、结节病等疾病导致的继发性限制型心肌病,原发性限制型心肌病少见。由于缩窄性心包炎是可治愈性疾病,与心肌病迥异,其临床表现和常规检查类似,因此其鉴别诊断十分重要。以下要点可用于两者的鉴别。

1.心包增厚或钙化

缩窄性心包炎可通过 X 线、CT 或 MRI 发现心包增厚或钙化。

2.心脏超声

限制型心肌病呼吸对二尖瓣三尖瓣血流无影响,缩窄性心包炎随呼吸而变化。肺静脉、肝静脉血流随呼吸变化明显,而限制型心肌病变化不明显。

3.心导管检查

缩窄性心包炎右室收缩压<50 mmHg;RVEDP/RVSP>0.33 mmHg(房室压同等升高);RVEDP 与 LVEDP 差值<5 mmHg(左右室舒张压同等升高);右房压力曲线 M/W 形;右室压力曲线"平方根号"征。

4.心内膜心肌活检

限制型心肌病异常,缩窄性心包炎正常。

五、治疗

以利尿剂为主的药物治疗可改善水钠潴留,减轻症状,但不能代替心包切除手术,否则病情会逐渐恶化。心包切除术是治疗缩窄性心包炎的有效方法,大多数患者会明显和持续改善,死亡率为 4%~11%。偶尔,由于纤维化和钙化扩展到心外膜,手术无法分离;另外,由于肝脏不可逆损害或心脏衰竭,心肌会因长时间压迫而萎缩,心包切除术后会产生持续低心排状态,还有部分患者可能剥离不够彻底或无法彻底剥离,或纤维化在术后进一步进展,使缩窄性心包炎的症状持续或再发。一般认为经抗结核治疗 4~6 周后,患者血流动力学稳定或恶化可考虑手术。若有心包钙化,宜及早手术。

参考文献

[1]陈韵岱,董蔚.心血管内科临床路径[M].北京:人民军医出版社,2018.

[2]丛洪良,袁祖贻.心脏病学实践[M].北京:人民卫生出版社,2020.

[3]党瑜华.心内科常用药物的联用与辅用[M].北京:人民卫生出版社,2010.

[4]付存玉.心内科急危重症[M].乌鲁木齐:新疆人民卫生出版社,2016.

[5]戈文尚.心内科速查[M].济南:山东科学技术出版社,2014.

[6]韩雅玲,马长生.心血管内科学[M].北京:人民卫生出版社,2022.

[7]黄浙勇,葛均波.冠心病介入治疗解码[M].北京:人民卫生出版社,2022.

[8]匡素清.心内科诊断学[M].长春:吉林科学技术出版社,2018.

[9]刘梅颜,史大卓.心血管内科手册[M].北京:人民卫生出版社,2017.

[10]刘小永,林旭城,李焕轮.心内科临床实践[M].长春:吉林科学技术出版社,2019.

[11]史超.心血管疾病诊疗重点与重症监护[M].上海:上海交通大学出版社,2022.

[12]王睿,沈小梅,李朝晖.心血管疾病现代诊疗观点[M].上海:上海交通大学出版社,2015.

[13]詹鹏.心内科疾病[M].天津:天津科学技术出版社,2018.

[14]张娟.心血管内科治疗对策[M].沈阳:辽宁科学技术出版社,2022.

[15]张树龙,吴永全.自主神经与心律失常[M].北京:北京大学医学出版社,2016.

[16]张兆琪,于薇.心血管影像诊断必读[M].北京:人民军医出版社,2018.

[17]赵洁.临床常见心血管疾病检查与治疗[M].上海:上海交通大学出版社,2021.

[18]赵水平.心血管疾病规范化诊疗精要[M].长沙:湖南科学技术出版社,2018.

[19]郑文科,田盈.心内科门诊常用药速查[M].北京:人民卫生出版社,2017.

[20]周敏,张丽.心内科疾病管理与康复[M].北京:人民卫生出版社,2022.